·执业医师资格考试通关系列·

中西医结合执业助理医师资格考试实践技能通关秘卷

吴春虎 主 编

阿虎医考研究组 组织编写

全国百佳图书出版单位
中国中医药出版社
·北 京·

图书在版编目（CIP）数据

中西医结合执业助理医师资格考试实践技能通关秘卷/吴春虎主编. —北京：中国中医药出版社，2023.1
执业医师资格考试通关系列
ISBN 978-7-5132-7772-3

Ⅰ.①中… Ⅱ.①吴… Ⅲ.①中西医结合-资格考试-自学参考资料 Ⅳ.①R2-031
中国版本图书馆 CIP 数据核字（2022）第 160620 号

中国中医药出版社出版
北京经济技术开发区科创十三街 31 号院二区 8 号楼
邮政编码 100176
传真 010-64405721
河北省武强县画业有限责任公司印刷
各地新华书店经销

开本 787×1092 1/32 印张 9.75 字数 193 千字
2023 年 1 月第 1 版 2023 年 1 月第 1 次印刷
书号 ISBN 978-7-5132-7772-3

定价 68.00 元
网址 www.cptcm.com

服务热线 010-64405510
购书热线 010-89535836
维权打假 010-64405753

微信服务号 zgzyycbs
微商城网址 https://kdt.im/LIdUGr
官方微博 http://e.weibo.com/cptcm
天猫旗舰店网址 https://zgzyycbs.tmall.com

如有印装质量问题请与本社出版部联系(010-64405510)
版权专有 侵权必究

使用说明

中西医结合执业助理医师资格考试实践技能考试现场为题卡随机抽题,本书为真实再现考试实景,设计为题卡形式。考生复习时,可根据考试的抽题方式随机抽取三站试题,自行组成一份完整试卷。每张题卡正面为考题,背面为参考答案和评分标准,考生可据此判分,对自我水平进行实测备战。抽题方式如下:

◆**第一站** 考试内容为病案(例)分析,考试方法为纸笔作答,在 50 分钟内完成 2 题,其中 1 题从中西医结合内科学中选择,在本书中为病案(例)摘要 1~21 题;另 1 题从中西医结合外科学、中西医结合妇产科学或中西医结合儿科学中选择,在本书中为病案(例)摘要 22~42 题。

◆**第二站** 考试内容为中医临证,考试方法为实际操作、现场口述,在 20 分钟内完成 4 题。其中第一部分为中医操作,有两种类型的试题。第一种为中医望、闻、脉诊技术的操作,考 1 题;第二种为针灸常用腧穴定位、中医临床技术操作,两者结合考查,考 1 题。第二部分为病史采集,考 1 题。第三部分为中医临床答辩,有四种类型的试题，考试时从四种试题中抽选一种，考 1 题。

◆**第三站** 考试内容为西医临床，考试方法为实际操作、现场口述，在 20 分钟内完成 3 题。其中第一部分为体格检查，考 1 题。第二部分为西医操作，考 1 题。第三部分为西医临床答辩（含辅助检查结果判读分析，包括心电图、X 线、实验室检查），本部分共有四种类型的试题，考试时从四种试题中抽选 1 种，考 1 题。

本书所收考题皆为近几年真卷中归纳出的高频考点，考生记熟即可掌握大部分重要考点，事半功倍，顺利通过考试。

目 录

第一站 病案（例）分析 ……………………………………………………………………（1）

第二站 中医临证 ……………………………………………………………………………（87）
  第一部分 中医操作 …………………………………………………………………（87）
    一、中医望、闻、脉诊技术的操作 ………………………………………………（87）
    二、针灸常用腧穴定位 ……………………………………………………………（101）
    三、中医临床技术操作 ……………………………………………………………（101）
  第二部分 病史采集 …………………………………………………………………（131）
  第三部分 中医临床答辩 ……………………………………………………………（157）
    一、疾病的辨证施治 ………………………………………………………………（157）
    二、针灸常用腧穴主治病证 ………………………………………………………（169）
    三、针灸异常情况处理 ……………………………………………………………（183）

四、常见急性病症的针灸治疗 …………………………………………………… (195)

第三站　西医临床 ……………………………………………………………………… (209)
　第一部分　体格检查 ……………………………………………………………………… (209)
　第二部分　西医操作 ……………………………………………………………………… (237)
　第三部分　西医临床答辩（含辅助检查结果判读分析） ……………………………… (253)
　　一、西医临床答辩 ……………………………………………………………………… (253)
　　二、辅助检查结果判读分析 …………………………………………………………… (271)

第一站 病案(例)分析

本站所占分值为技能考试中最高的部分,共2道试题,每题20分,共40分。考试涉及的知识点主要是中西医结合内科学、中西医结合外科学、中西医结合妇产科学及中西医结合儿科学的内容。要求考生在50分钟内完成,包含中西医结合内科学1题,中西医结合外科学或中西医结合妇产科学或中西医结合儿科学1题。

病案(例)摘要1：

吴某，男，66岁，已婚，退休教师。2019年8月27日初诊。

患者有吸烟史30年。间断咳嗽、咳痰伴喘息5年，每年发作3~4个月。1周前午后外出劳作，当晚出现咳喘气促，痰多色黄稠，遂来就诊。现症：咳嗽，喘息气促，胸中烦闷胀痛，痰多色黄黏稠，咳吐不爽，渴喜冷饮，面红咽干，尿赤便秘。

查体：T 36.9℃，P 118次/分，R 28次/分，BP 120/80mmHg。精神差，胸廓正常，双肺呼吸音粗，肺底部可闻及湿啰音和哮鸣音，心律齐，未闻及杂音。舌苔黄腻，脉滑数。

辅助检查：血常规示白细胞14×10^9/L，中性粒细胞88%。X线片示双下肺纹理增多、变粗、扭曲，呈网状。

要求：根据上述摘要，在答题卡上完成书面分析。

【参考答案】

中医疾病诊断（2分）：喘证。

中医证候诊断（2分）：痰热郁肺证。

西医诊断（2分）：慢性支气管炎。

西医诊断依据（4分）：①患者有吸烟史30年。②间断咳嗽、咳痰伴喘息5年，每年发作3~4个月。1周前午后外出劳作后出现咳喘气促，痰多色黄稠。③心率快，气促，精神差，胸廓正常，双肺呼吸音粗，肺底部可闻及湿啰音和哮鸣音，心律齐，未闻及杂音。④血常规示白细胞和中性粒细胞增高。X线片示双下肺纹理增多、变粗、扭曲，呈网状。

中医治法（2分）：清热化痰，宣肺止咳。

方剂（2分）：清金化痰汤加减。

药物组成、剂量及煎服法（2分）：黄芩12g，山栀子12g，知母15g，桑白皮15g，瓜蒌仁15g，贝母9g，麦门冬9g，橘红9g，茯苓9g，桔梗9g，甘草3g，生姜3片。三剂，水煎服。日一剂，早晚分服。

西医治疗原则及方法（4分）：①控制感染：口服阿莫西林、罗红霉素、左氧氟沙星。②祛痰、镇咳：盐酸氨溴索、盐酸溴己新、氯化铵棕色合剂。③解痉平喘：氨茶碱或茶碱缓释剂，也可应用硫酸特布他林气雾剂或溴化异丙托品。④缓解后加强体质的锻炼；戒烟，避免有害气体和其他有害颗粒的吸入；也可使用卡介苗肌肉注射，预防感冒。

病案(例)摘要 2：

刘某，男，72 岁，已婚，退休干部。2019 年 12 月 17 日初诊。

患者慢性支气管炎 20 余年，近日因天气降温及雾霾，呼吸困难加重，呼吸急促，大汗淋漓，唇甲紫绀，头痛，到医院就诊。现症：呼吸急促，喉中痰鸣，痰涎黏稠，不易咳出，胸中窒闷。

查体：T 37.5℃，P 102 次/分，R 32 次/分，BP 142/86mmHg。口唇发绀，桶状胸，肋间隙增宽，呼吸音较低，可闻及干湿啰音。心率 102 次/分，心律齐。腹平软，肝肋缘下 3cm。双下肢凹陷性水肿。舌苔白腻，脉滑数。

辅助检查：动脉血气分析示 pH 7.26，氧分压（PaO_2）50mmHg，二氧化碳分压（$PaCO_2$）63mmHg。胸部 X 线片示两肺透亮度增加，肺纹理紊乱、增多。

要求：根据上述摘要，在答题卡上完成书面分析。

【参考答案】

中医疾病诊断（2分）：喘证。

中医证候诊断（2分）：痰浊阻肺证。

西医诊断（2分）：慢性呼吸衰竭（Ⅱ型呼吸衰竭）。

西医诊断依据（4分）：①患者慢性支气管炎20余年。②呼吸困难，发绀，头痛。桶状胸，肋间隙增宽，呼吸音较低，可闻及干湿啰音。双下肢凹陷性水肿。③动脉血气分析示pH 7.26，氧分压（PaO_2）50mmHg，二氧化碳分压（$PaCO_2$）63mmHg。胸部X线片示两肺透亮度增加，肺纹理紊乱、增多。

中医治法（2分）：化痰降气，宣肺平喘。

方剂（2分）：二陈汤合三子养亲汤加减。

药物组成、剂量及煎服法（2分）：半夏15g，橘红15g，白茯苓9g，甘草4.5g，生姜7片，乌梅1个，芥子9g，紫苏子9g，莱菔子9g。三剂，水煎服。日一剂，早晚分服。

西医治疗原则及方法（4分）：①保持呼吸道通畅，痰多不易咳出可用0.9%氯化钠注射液加α-糜蛋白酶、庆大霉素做超声雾化吸入。咽喉部和气管内痰液，可用吸痰器抽吸。②氧疗。③控制感染：首选喹诺酮类和氨基糖苷类联合头孢他啶或哌拉西林等。④增加通气量，减少CO_2潴留。⑤纠正酸碱平衡失调和电解质紊乱。⑥防治消化道出血、休克。

病案（例）摘要3：

周某，男，53岁，已婚，经理。2019年3月11日初诊。

患者5年前因活动后出现心悸、气促就诊，超声心动图检查提示扩张型心肌病，未正规治疗。2年来呼吸困难逐渐加重，双下肢凹陷性水肿。近2周来出现稍动辄喘，夜间喘息不得平卧，心悸，食欲减退，畏寒肢冷，腹胀，尿少，下肢浮肿。

查体：T 36.8℃，P 120次/分，R 28次/分，BP 120/70mmHg。口唇青紫，半卧位。颈静脉怒张，两肺底可闻及湿啰音，心浊音界向两侧扩大，以向左下扩大为主，心率120次/分，律齐，可闻及第三心音奔马律；腹软，肝肋下3cm，剑突下5cm，表面光滑，轻触痛，肝颈静脉回流征阳性，下肢凹陷性水肿。舌淡苔白，脉沉弱。

辅助检查：NT-pro BNP 1250 pg/mL；胸部X线片示心影普大型，肺淤血，两侧胸腔积液。超声心动图示左心室扩大，室壁变薄，左心室普遍收缩功能减弱，LVEF 30%。

要求：根据上述摘要，在答题卡上完成书面分析。

【参考答案】

中医疾病诊断（2分）：心悸。

中医证候诊断（2分）：阳虚水泛证。

西医诊断（2分）：心力衰竭（慢性心力衰竭）。

西医诊断依据（4分）：①活动后出现心悸、气促，超声心动图检查提示扩张型心肌病。②呼吸困难，双下肢凹陷性水肿。③颈静脉怒张，两肺底可闻及湿啰音，心浊音界向两侧扩大，以向左下扩大为主，心率增快，可闻及第三心音奔马律；腹软，肝肋下3cm，剑突下5cm，表面光滑，轻触痛，肝颈静脉回流征阳性，下肢凹陷性水肿。④NT-pro BNP 1250 pg/mL；胸部X线片示心影普大型，肺淤血，两侧胸腔积液。超声心动图示左心室扩大，室壁变薄，左心室普遍收缩功能减弱，LVEF30%。

中医治法（2分）：益气温阳，化瘀利水。

方剂（2分）：真武汤合葶苈大枣泻肺汤加减。

药物组成、剂量及煎服方法（2分）：茯苓9g，芍药9g，白术6g，生姜9g，炮附子9g（先煎），葶苈子9g，大枣4枚。三剂，水煎服。日一剂，早晚分服。

西医治疗原则及方法（4分）：①一般治疗：去除或缓解基本病因，去除诱因；改善生活方式等；密切观察病情演变及定期随访等。②药物治疗：抑制神经内分泌激活（血管紧张素转换酶抑制剂、β受体阻滞剂）、改善血流动力学（利尿剂等）。③非药物治疗：心脏再同步化治疗、埋藏式心律转复除颤器。

病案(例)摘要4：

李某，女，13岁，学生。2019年2月28日初诊。

患者一直饮食量少、偏食，近2个月来感神疲乏力，头晕，恶心呕吐，食少便溏，爪甲无泽，面色萎黄，口唇色淡，遂来就诊。

查体：T 36.5℃，BP 90/65mmHg。贫血貌，心率88次/分，律齐，未及心脏杂音，两肺听诊（-），肝脾无肿大。舌质淡，苔薄白，脉细弱。

辅助检查：血常规示白细胞 8.2×10^9/L，红细胞 3.5×10^{12}/L，血红蛋白 80g/L，红细胞平均血红蛋白量（MCH）25pg，红细胞平均血红蛋白浓度（MCHC）24%，红细胞平均体积（MCV）70fL。血清铁 7.5μmol/L，总铁结合力 70.5μmol/L，血清铁蛋白 10μg/L，转铁蛋白饱和度 12%。

要求：根据上述摘要，在答题卡上完成书面分析。

【参考答案】

中医疾病诊断（2分）：虚劳。

中医证候诊断（2分）：脾胃虚弱证。

西医诊断（2分）：缺铁性贫血。

西医诊断依据（4分）：①患者饮食量少、偏食，神疲乏力，头晕，恶心呕吐，食少便溏，爪甲无泽。②低血压，贫血貌。心脏听诊未及心脏杂音，两肺听诊（−），肝脾无肿大。③血常规示白细胞计数、红细胞计数正常。血红蛋白降低，MCH、MCHC、MCV 70fL 均降低，血清铁浓度降低，总铁结合力升高，血清铁蛋白降低，转铁蛋白饱和度降低。

中医治法（2分）：健脾和胃，益气养血。

方剂（2分）：香砂六君子汤合当归补血汤加减。

药物组成、剂量及煎服法（2分）：人参3g，白术6g，甘草2g，茯苓6g，陈皮2.5g，半夏3g，砂仁2.5g（后下），木香2g，生姜6g，黄芪30g，当归6g。三剂，水煎服。日一剂，早晚分服。

西医治疗原则及方法（4分）：①病因治疗：防治寄生虫、驱除钩虫；积极治疗慢性失血；积极治疗慢性胃肠疾病；改变偏食习惯等。②铁剂治疗：口服铁剂（硫酸亚铁片、多糖铁复合物、富马酸亚铁片）。③辅助治疗：加用维生素E；补充高蛋白及含铁丰富的饮食。

病案(例)摘要5：

梁某，女，38岁，已婚，工人。2019年5月28日初诊。

患者于1年前无明显诱因自觉体力下降，曾于某医院检查后诊断为贫血（具体诊断不详），近日乏力加重，今晨出现齿衄、鼻衄，遂来就诊。现症：面色苍白，唇甲色淡，心悸乏力，头晕耳鸣，手足心热，腰膝酸软，畏寒肢冷。

查体：T 37.0℃，P 108次/分，R 21次/分，BP 110/70mmHg。面色苍白，两颧潮红，眼结膜苍白，唇淡，肝脾未及，下肢不肿。舌质淡，苔白，脉细无力。

辅助检查：血常规示白细胞 $3.05 \times 10^9/L$，血红蛋白56g/L，红细胞 $1.68 \times 10^{12}/L$，血小板 $23 \times 10^9/L$，平均红细胞体积（MCV）85fL，网织红细胞计数0.15%。骨髓象示骨髓增生重度减低。粒细、红系、巨核系三系减少。

要求：根据上述摘要，在答题卡上完成书面分析。

【参考答案】

中医疾病诊断（2分）：血证。

中医证候诊断（2分）：肾阴阳两虚证。

西医诊断（2分）：再生障碍性贫血。

西医诊断依据（4分）：①乏力，贫血，齿衄、鼻衄。②心率增快，面色苍白，两颧潮红，眼结膜苍白，唇淡，肝脾未及，下肢不肿。③血常规示全血细胞减少。骨髓象示骨髓增生重度减低。粒细、红系、巨核系三系减少。

中医治法（2分）：滋阴助阳，益气补血。

方剂（2分）：左归丸、右归丸合当归补血汤加减。

药物组成、剂量及煎服法（2分）：熟地黄24g，山药12g，枸杞12g，山茱萸12g，川牛膝9g，鹿角胶12g（烊化兑服），龟甲胶12g（烊化兑服），菟丝子12g，杜仲12g，肉桂6g（后下），当归9g，制附子6g（先煎），黄芪30g。七剂，水煎服。日一剂，早晚分服。

西医治疗原则及方法（4分）：①一般治疗：防止患者与任何对骨髓造血有毒性的物质接触，禁用对骨髓有抑制作用的药物，注意休息，防止交叉感染。②支持疗法：控制感染、止血、输血（输入浓集红细胞）。③刺激骨髓造血功能的药物：雄激素（丙酸睾酮、司坦唑）、免疫调节剂（左旋咪唑）、免疫抑制剂（抗胸腺球蛋白和抗淋巴细胞球蛋白、环孢素A、丙种球蛋白）。

病案(例)摘要6：

马某，男，36岁，未婚，职员。2019年10月26日初诊。

患者上腹疼痛反复发作3年，空腹明显，进食后缓解。近2日出现胃脘灼热疼痛，泛酸，嗳气，口苦口干，胸胁胀满，烦躁易怒，大便秘结。

查体：T 36.8℃，P 98次/分，R 18次/分，BP 110/80mmHg。腹软，剑突下偏右侧压痛，无反跳痛及肌紧张。舌红苔黄，脉弦数。

辅助检查：上消化道钡餐检查示十二指肠球部龛影，位于十二指肠轮廓之外，周围有亮带。^{13}C呼气试验示幽门螺杆菌（+）。

要求：根据上述摘要，在答题卡上完成书面分析。

【参考答案】

中医疾病诊断（2 分）：胃脘痛。

中医证候诊断（2 分）：肝胃郁热证。

西医诊断（2 分）：消化性溃疡（十二指肠溃疡）。

西医诊断依据（4 分）：①患者上腹疼痛反复发作，空腹明显，进食后缓解。②腹软，剑突下偏右侧压痛，无反跳痛及肌紧张。③上消化道钡餐检查示十二指肠球部龛影，位于十二指肠轮廓之外，周围有亮带。^{13}C 呼气试验示幽门螺杆菌（+）。

中医治法（2 分）：清胃泄热，疏肝理气。

方剂（2 分）：化肝煎合左金丸加减。

药物组成、剂量及煎服法（2 分）：白芍6g，贝母6g，青皮6g，陈皮6g，丹皮4.5g，炒栀子4.5g，郁金6g，香附6g，泽泻4.5g，芥子3g，黄连18g，吴茱萸3g。三剂，水煎服。日一剂，早晚分服。

西医治疗原则及方法（4 分）：①一般治疗：生活规律，避免过劳，精神放松，定时定量进餐，忌辛辣食物，戒烟，避免服用对胃肠黏膜有损害的药物。②根除幽门螺杆菌：三联疗法（如奥美拉唑、克拉霉素、阿莫西林）、四联疗法（PPI 与铋剂合用，加任意两种抗生素）。③抗酸药物治疗：H_2 受体拮抗剂（西咪替丁、雷尼替丁等）、质子泵抑制剂（奥美拉唑、兰索拉唑等）。④保护胃黏膜：硫糖铝、胶体次枸橼酸铋和前列腺素类药物。

病案(例)摘要7:

张某,男,45岁,已婚,工人。2018年12月6日初诊。

患者近年来逐渐出现怕热多汗,以胸前、后背和腋下明显,伴有兴奋失眠,烦躁易怒,心悸胸闷,胁腹痛,食欲增加,腹胀,大便次数增多,体重2年内减轻10kg。

查体:T 37.5℃,P 105次/分,R 20次/分,BP 155/65mmHg。神清,营养不良,眼裂增宽,双侧甲状腺中度肿大,听诊有血管杂音,心界不大,心率105次/分,心律不齐,心尖区可闻及收缩期杂音,两肺呼吸音清,腹软。舌质淡红,舌苔白腻,脉弦滑。

辅助检查:心电图示房性早搏,ST-T段改变。

要求:根据上述摘要,在答题卡上完成书面分析。

【参考答案】

中医疾病诊断（2分）：瘿病。

中医证候诊断（2分）：气滞痰凝证。

西医诊断（2分）：甲状腺功能亢进症。

西医诊断依据（4分）：①高代谢综合征：怕热多汗，低热。②眼征、甲状腺肿：眼裂增宽，双侧甲状腺中度肿大。③精神神经系统症状：心悸胸闷，兴奋失眠，烦躁易怒。④心血管系统症状：听诊有血管杂音，心率增快，心律不齐，收缩压上升，舒张压降低，心尖区可闻及收缩期杂音。⑤消化系统症状：食欲增加，腹胀，大便次数增多，体重减轻。⑥心电图示房性早搏，ST-T段改变。

中医治法（2分）：疏肝理气，化痰散结。

方剂（2分）：逍遥散合二陈汤加减。

药物组成、剂量及煎服法（2分）：甘草4.5g，当归9g，茯苓9g，芍药9g，白术9g，柴胡9g，半夏15g，橘红15g。三剂，水煎服。日一剂，早晚分服。

西医治疗原则及方法（4分）：①一般治疗：休息，解除精神压力，避免精神刺激和劳累过度。加强支持疗法，忌食辛辣及含碘丰富的食物，少喝浓茶、咖啡。②抗甲状腺药物治疗：丙基硫氧嘧啶（PTU）、甲基硫氧嘧啶（MIU）、甲巯咪唑（他巴唑）、卡比马唑（甲亢平）。③辅助药物治疗：普萘洛尔（心得安）、碘化物。④^{131}I放射性治疗。⑤手术治疗：甲状腺次全切除术。

病案(例)摘要8:

邵某,女,35岁,已婚,文秘。2019年6月3日初诊。

患者3年来双手关节经常肿痛,阴雨天疼痛加重,得温则舒。晨起双手关节僵硬,活动后减轻,持续1~2小时。近2周症状加重,关节灼热肿痛,伴低热,乏力,形寒肢冷。

查体:T 37.5℃,P 84次/分,R 18次/分,BP 130/85mmHg。神清,形体略瘦,双手近端指间关节、掌指关节、腕关节肿胀。舌红,苔白,脉弦细。

辅助检查:抗核抗体阳性,C反应蛋白升高,类风湿因子阳性,血白细胞11.0×10^9/L,中性粒细胞70%,血沉80mm/h。手X线片示双手近端指间关节骨质疏松,关节间隙狭窄。

要求:根据上述摘要,在答题卡上完成书面分析。

【参考答案】

中医疾病诊断（2分）：痹证。

中医证候诊断（2分）：寒热错杂证。

西医诊断（2分）：类风湿关节炎。

西医诊断依据（4分）：①双手关节肿痛3年。晨僵，活动后减轻，持续1~2小时。②低热。双手近端指间关节、掌指关节、腕关节肿胀。③抗核抗体阳性，白细胞数增高，C反应蛋白升高，类风湿因子阳性，血沉增快。手X线片示双手近端指间关节骨质疏松，关节间隙狭窄。

中医治法（2分）：祛风散寒，清热化湿。

方剂（2分）：桂枝芍药知母汤加减。

药物组成、剂量及煎服法（2分）：桂枝12g，芍药9g，甘草6g，麻黄6g，生姜15g，白术15g，知母12g，防风12g，炮附子2枚（先煎）。三剂，水煎服。日一剂，早晚分服。

西医治疗原则及方法（4分）：①一般治疗：营养支持、适度休息、急性期关节制动、恢复期关节功能锻炼、配合适当物理治疗等。②药物治疗：非甾体抗炎药（布洛芬、萘普生、双氯芬酸）、改善病情的抗风湿药及免疫抑制剂（甲氨蝶呤、柳氮磺吡啶等）、糖皮质激素、植物药制剂（雷公藤总苷等）、生物制剂。③外科治疗：滑膜切除术。

病案(例)摘要9：

毛某，男，39岁，已婚，工人。2019年6月21日初诊。

患者肢体浮肿反复发作5年，病情时轻时重。近半月因劳累浮肿加剧，全身浮肿，小便量少，乏力纳呆，脘腹胀闷，畏寒肢冷，腰膝冷痛，大便溏薄，遂来就诊。

查体：T 36.5℃，P 70次/分，R 18次/分，BP 160/100mmHg。颜面轻度浮肿，面色苍白，双下肢中度凹陷性水肿。舌质淡胖，有齿痕，脉沉细。

辅助检查：尿常规示尿蛋白（++），红细胞3~5/HP，镜下可见颗粒管型及透明管型。24小时尿蛋白定量2.5g，血肌酐90μmol/L，血尿素氮5.8mmol/L。

要求：根据上述摘要，在答题卡上完成书面分析。

【参考答案】

中医疾病诊断（2分）：水肿。

中医证候诊断（2分）：脾肾阳虚证。

西医诊断（2分）：慢性肾小球肾炎。

西医诊断依据（4分）：①肢体浮肿反复发作5年。②2级高血压。颜面轻度浮肿，面色苍白，双下肢中度凹陷性水肿。③尿常规示蛋白尿，血尿，镜下可见颗粒管型及透明管型。24小时尿蛋白定量2.5g，血肌酐90μmol/L，血尿素氮5.8mmol/L。

中医治法（2分）：温补脾肾。

方剂（2分）：济生肾气丸加减。

药物组成、剂量及煎服法（2分）：炮附子15g（先煎），白茯苓30g，泽泻30g，山茱萸30g，山药30g，车前子30g（包煎），牡丹皮30g，肉桂15g（后下），川牛膝15g，熟地黄15g。三剂，水煎服。日一剂，早晚分服。

西医治疗原则及方法（4分）：①限制蛋白及磷的摄入量。②积极控制高血压和减少尿蛋白：将血压控制在125/75mmHg以下；应用噻嗪类利尿药，如氢氯噻嗪。③应用血小板解聚药：双嘧达莫、阿司匹林。④糖皮质激素和细胞毒药物。⑤避免劳累、感染、妊娠和应用肾毒性药物。

病案(例)摘要10：

陈某，女，18岁，未婚，学生。2019年9月20日初诊。

患者心悸、胸闷反复发作2年，休息后好转，未经治疗。因考试心悸加重3天就诊。现症：心悸气短，活动尤甚，眩晕乏力，面色无华。

查体：T 37.0℃，P 100次/分，R 18次/分，BP 120/75mmHg。心率100次/分，心音低钝，闻及早搏3~4次/分，各瓣膜听诊区未闻及病理性杂音。舌质淡，苔薄白，脉细弱。

辅助检查：血常规示血红蛋白110g/L。胸部X线示心肺无异常。心电图示提早出现宽大、畸形QRS波群，波群时间达0.12秒，T波宽大，方向与QRS主波方向相反，代偿间歇完全。

要求：根据上述摘要，在答题卡上完成书面分析。

【参考答案】

中医疾病诊断（2分）：心悸。

中医证候诊断（2分）：心血不足证。

西医诊断（2分）：快速性心律失常（室性期前收缩）。

西医诊断依据（4分）：①患者心悸、胸闷反复发作2年。②心音低钝，闻及早搏，各瓣膜听诊区未闻及病理性杂音。③血常规检查无异常。胸部X线示心肺无异常。心电图示提早出现宽大、畸形QRS波群，波群时间达0.12秒，T波宽大，方向与QRS主波方向相反，代偿间歇完全。

中医治法（2分）：补血养心，益气安神。

方剂（2分）：归脾汤加减。

药物组成、剂量及煎服法（2分）：白术18g，茯神18g，黄芪18g，龙眼肉18g，酸枣仁18g，人参9g，木香9g，甘草6g，当归3g，远志3g，生姜5片，大枣1枚。三剂，水煎服。日一剂，早晚分服。

西医治疗原则及方法（4分）：①抗心律失常药物：酌情选用美西律、普罗帕酮。②外科治疗。

病案(例)摘要11：

王某，女，33岁，已婚，教师。2019年6月5日初诊。

患者昨日外出当风，今晨起出现发热，微恶寒，汗出不畅，头胀痛，咽喉肿痛，咳嗽，鼻塞，流涕，口干渴。

查体：T 38.3℃，P 102次/分，R 20次/分，BP 110/70mmHg。急性病容，鼻咽部及鼻腔黏膜充血，双肺呼吸音清，未闻及干、湿性啰音。舌尖红，苔薄白微黄，脉浮数。

辅助检查：血常规示白细胞4.5×10^9/L，中性粒细胞42%，淋巴细胞56%。胸部X线示未见异常。

要求：根据上述摘要，在答题卡上完成书面分析。

【参考答案】

中医疾病诊断（2分）：感冒。

中医证候诊断（2分）：风热犯表证。

西医诊断（2分）：急性上呼吸道感染。

西医诊断依据（4分）：①有外出当风史。②发热，微恶寒，汗出不畅，头胀痛，咽喉肿痛，咳嗽，鼻塞，流涕，口干渴。③急性病容，鼻咽部及鼻腔黏膜充血，双肺呼吸音清，未闻及干、湿性啰音。④血常规示白细胞计数正常，淋巴细胞增高，胸部X线未见异常。

中医治法（2分）：辛凉解表。

方剂（2分）：银翘散加减。

药物组成、剂量及煎服法（2分）：连翘30g，金银花30g，桔梗18g，薄荷18g（后下），淡竹叶12g，生甘草15g，芥穗12g，淡豆豉15g，牛蒡子18g。三剂，水煎服。日一剂，早晚分服。

西医治疗原则及方法（4分）：①抗病毒治疗：奥司他韦、利巴韦林。②对症治疗：发热、头胀痛给予复方阿司匹林片；鼻塞流涕给予扑尔敏，或用1%的麻黄碱滴鼻。

病案(例)摘要12：

田某，男，55岁，自由职业。2016年3月17日初诊。

患者平素嗜食烟酒、肥甘厚味。近半年来，口干多饮，多食易饥，四肢沉重，胸闷腹胀，困倦。

查体：T 36.8℃，P 78次/分，R 16次/分，BP 130/70mmHg。形体肥胖，舌暗，苔厚腻，脉滑。

辅助检查：空腹血糖9.1mmol/L，餐后2小时血糖12.1mmol/L。

要求：根据上述摘要，在答题卡上完成书面分析。

【参考答案】

中医疾病诊断（2分）：消渴。

中医证候诊断（2分）：痰瘀互结证。

西医诊断（2分）：糖尿病。

西医诊断依据（4分）：①患者平素嗜食烟酒、肥甘厚味。②口干多饮，多食易饥半年。③空腹血糖9.1mmol/L，>7mmol/L；餐后2小时血糖12.1mmol/L，>11.1mmol/L。

中医治法（2分）：活血化瘀祛痰。

方剂（2分）：平胃散合桃红四物汤加减。

药物组成、剂量及煎服法（2分）：苍术120g，厚朴90g，陈橘皮60g，甘草30g，生姜2片，大枣2枚，桃仁9g，红花6g，当归9g，川芎6g，白芍9g，熟地黄15g。三剂，水煎服。日一剂，早晚分服。

西医治疗原则及方法（4分）：①饮食治疗：补充足够的热量，合理分配糖类、蛋白质、脂肪三大营养物质，每日三餐分配为1/5、2/3、2/5或1/3、1/3、1/3。②口服药治疗：双胍类，多用二甲双胍。③若口服药治疗无效则用胰岛素治疗。

病案(例)摘要 13：

白某，男，33 岁，已婚，工人。2016 年 10 月 13 日初诊。

患者前天出现发热，恶风，鼻塞，咳嗽，自服感冒药、止咳化痰药物，症状不减。昨日咳嗽、咳痰加重来诊。现症：咳嗽频剧、气粗，痰黄稠，咳吐不爽，口微渴，无汗，发热重，恶寒轻，头痛，鼻塞。

查体：T 39℃，P 100 次/分，R 22 次/分，BP 120/75mmHg。急性病容，右下肺叩诊浊音，听诊呼吸音减低，可闻及湿啰音。舌边尖红，苔薄白，脉浮数。

辅助检查：血常规示白细胞 12×10^9/L，中性粒细胞 80%。胸部 X 线片示右下肺片状阴影。

要求：根据上述摘要，在答题卡上完成书面分析。

【参考答案】

中医疾病诊断（2分）：咳嗽。

中医证候诊断（2分）：邪犯肺卫证。

西医诊断（2分）：肺炎（肺炎链球菌肺炎）。

西医诊断依据（4分）：①发热、咳嗽、咳痰。②急性病容，右下肺叩诊浊音，听诊呼吸音减低，可闻及湿啰音。③血常规示白细胞计数、中性粒细胞增高。胸部X线片示右下肺片状阴影。

中医治法（2分）：疏风清热，宣肺止咳。

方剂（2分）：桑菊饮加减。

药物组成、剂量及煎服法（2分）：桑叶7.5g，菊花3g，连翘5g，薄荷2.5g（后下），苦桔梗6g，生甘草2.5g，苇根6g。三剂，水煎服。日一剂，早晚分服。

西医治疗原则及方法（4分）：①一般治疗：注意休息，保持室内空气流通，注意隔离消毒，预防交叉感染。保证有足够蛋白质、热量和维生素的摄入。鼓励饮水。监测神志、体温、呼吸、心率、血压及尿量等，防止可能发生的休克。②病因治疗：首选青霉素G。③支持疗法：适当用止咳化痰药，必要时酌情予小剂量可待因镇咳。高热不退可物理降温，或服用阿司匹林、扑热息痛等解热镇痛药，鼓励患者多饮水。④局部治疗：雾化吸入以控制炎症。

病案(例)摘要 14:

朱某,女,38 岁,已婚,工人。2019 年 6 月 9 日初诊。

患者 6 个月前出现咳嗽、咯血,低热,盗汗等症状。曾静脉点滴左氧氟沙星治疗,症状有所减轻。现症:咳嗽无力,少痰,时有痰中带血,血色淡红,咳声低微,伴气短,自汗、盗汗,午后潮热,神疲乏力,畏风怕冷。

查体:T 37.6℃,P 78 次/分,R 20 次/分,BP 120/80mmHg。心率 78 次/分,律齐,未闻及杂音,左上肺呼吸音粗。舌淡边有齿痕,苔薄,脉细弱而数。

辅助检查:胸部 X 线片示左上肺密度较低的片状阴影。痰涂片示抗酸杆菌阳性。

要求:根据上述摘要,在答题卡上完成书面分析。

【参考答案】

中医疾病诊断（2分）：肺痨。

中医证候诊断（2分）：气阴耗伤证。

西医诊断（2分）：肺结核。

西医诊断依据（4分）：①咳嗽、咯血，低热，盗汗。②心脏听诊未闻及杂音，左上肺呼吸音粗。③胸部X线片示左上肺密度较低的片状阴影。痰涂片示抗酸杆菌阳性。

中医治法（2分）：益气养阴。

方剂（2分）：保真汤加减。

药物组成、剂量及煎服法（2分）：当归2g，生地黄2g，熟地黄2g，黄芪2g，人参2g，白术2g，甘草2g，白茯苓2g，天冬3g，麦冬3g，白芍3g，黄柏3g，知母3g，五味子3g，柴胡3g，地骨皮3g，陈皮3g，莲心2g，生姜3片，大枣1枚。三剂，水煎服。日一剂，早晚分服。

西医治疗原则及方法（4分）：①抗结核化学药物治疗：原则为早期、联合、适量、规律和全程使用敏感药物；常用药包括第一线杀菌药物异烟肼、利福平、链霉素、吡嗪酰胺，第二线抑菌药物乙胺丁醇、对氨基水杨酸。②对症治疗：盗汗则睡前服阿托品，痰中带血用维生素K、卡巴克络等。

病案(例)摘要 15：

朱某，男，28 岁，已婚，农民。2019 年 1 月 14 日初诊。

患者反复发作喉中哮鸣 8 年。3 天前因气温骤降，喘息又作并逐渐加重，喉中痰鸣，胸膈满闷如塞，形寒畏冷，痰少稀白，面色晦滞带青，口不渴。

查体：T 37℃，P 120 次/分，R 28 次/分，BP 120/80mmHg。呼吸急促，双肺叩诊过清音，听诊满布哮鸣音，呼气延长。舌苔白滑，脉弦紧。

辅助检查：血常规示白细胞 7.9×10^9/L，中性粒细胞 65%。胸部 X 线片示双肺透亮度增加，呼吸功能检查示支气管舒张试验阳性。

要求：根据上述摘要，在答题卡上完成书面分析。

【参考答案】

中医疾病诊断（2分）：哮病。

中医证候诊断（2分）：寒哮证。

西医诊断（2分）：支气管哮喘。

西医诊断依据（4分）：①患者反复发作喉中哮鸣，气温骤降引发喘息，胸闷。②心率增快。呼吸急促，双肺叩诊过清音，听诊满布哮鸣音，呼气延长。③血常规示白细胞计数、中性粒细胞无异常。胸部X线片示双肺透亮度增加，呼吸功能检查示支气管舒张试验阳性。

中医治法（2分）：温肺散寒，化痰平喘。

方剂（2分）：射干麻黄汤加减。

药物组成、剂量及煎服法（2分）：射干9g，麻黄9g，生姜12g，细辛3g，紫菀9g，款冬花9g，大枣3g，半夏9g，五味子9g。三剂，水煎服。日一剂，早晚分服。

西医治疗原则及方法（4分）：①重复吸入速效β_2受体激动剂，第1个小时内，可持续雾化吸入。联合应用雾化吸入短效抗胆碱药、激素混悬液或静脉注射茶碱类。②糖皮质激素：尽早口服泼尼松龙或等效剂量的其他激素。

病案(例)摘要 16：

焦某，女，38 岁，已婚，工人。2019 年 3 月 12 日初诊。

患者 1 周前因劳累出现尿急，尿痛，尿频，小腹及腰部疼痛。现症：发热，小便频数，灼热刺痛，色黄赤，小腹拘急胀痛，口苦，大便秘结。

查体：T 38.9℃，P 98 次/分，R 18 次/分，BP 120/80mmHg。双肾区叩痛（+）。舌红，苔薄黄腻，脉滑数。

辅助检查：血常规示白细胞 12.0×10^9/L，中性粒细胞 75%。尿常规示白细胞 15~30/HP，红细胞 5~10/HP，尿蛋白（+）。尿培养示菌落计数 $> 10^5$/mL。

要求：根据上述摘要，在答题卡上完成书面分析。

【参考答案】

中医疾病诊断（2分）：淋证。

中医证候诊断（2分）：膀胱湿热证。

西医诊断（2分）：尿路感染（急性肾盂肾炎）。

西医诊断依据（4分）：①尿急，尿痛，尿频，小腹及腰部疼痛。②发热，双肾区叩痛（+）。③血常规示白细胞计数、中性粒细胞升高。尿常规示白细胞显著增加，红细胞增加，尿蛋白（+）。尿培养示菌落计数 $>10^5$/mL。

中医治法（2分）：清热利湿通淋。

方剂（2分）：八正散加减。

药物组成、剂量及煎服法（2分）：车前子9g（包煎），瞿麦9g，萹蓄9g，滑石9g（先煎），山栀子仁9g，甘草9g，木通9g，大黄9g。三剂，水煎服。日一剂，早晚分服。

西医治疗原则及方法（4分）：①一般治疗：休息，多饮水，勤排尿。②口服喹诺酮类如氧氟沙星、环丙沙星，半合成青霉素类如阿莫西林，头孢菌素类如头孢呋辛等。

病案(例)摘要17：

周某，男，53岁，已婚，干部。2017年2月19日急诊。

患者平素时有头晕头痛，多次测得血压升高，最高160/100mmHg，今日因工作不顺，烦躁易怒，眩晕头痛加重，口苦口干，大便秘结，小便黄赤。

查体：T 36.6℃，P 88次/分，R 20次/分，BP 160/100mmHg。神清，面红目赤，甲状腺无肿大，两肺呼吸音清，心界不大，心率88次/分，律齐，各瓣膜区未闻及杂音。舌红，苔薄黄，脉弦有力。

辅助检查：心电图示左室高电压。超声心动图示心脏结构未见异常。尿常规示正常。双肾上腹超声未见异常；血钾正常。

要求：根据上述摘要，在答题卡上完成书面分析。

【参考答案】

中医疾病诊断（2分）：眩晕。

中医证候诊断（2分）：肝阳上亢证。

西医诊断（2分）：原发性高血压。

西医诊断依据（4分）：①有头晕头痛、高血压史。②2级高血压。面红目赤，甲状腺无肿大，两肺呼吸音清，心界不大，心率正常，律齐，各瓣膜区未闻及杂音。③心电图示左室高电压。超声心动图示心脏结构未见异常。尿常规正常。双肾上腹超声未见异常；血钾正常。

中医治法（2分）：平肝潜阳。

方剂（2分）：天麻钩藤饮加减。

药物组成、剂量及煎服法（2分）：天麻9g，钩藤12g（后下），石决明18g，山栀9g，黄芩9g，川牛膝12g，杜仲9g，益母草9g，桑寄生9g，夜交藤9g，朱茯神9g。三剂，水煎服。日一剂，早晚分服。

西医治疗原则及方法（4分）：①治疗原则：改善生活行为（减轻体重，减少钠盐、脂肪摄入，补充钾盐，戒烟限酒，减轻精神压力，增加运动，必要时补充叶酸制剂）；考虑开始药物治疗；控制血压至140/90mmHg以下。②降压药物：利尿剂（氢氯噻嗪、氯噻酮）、钙通道阻滞剂（硝苯地平、维拉帕米）。③联合应用降压药。

病案(例)摘要18：

徐某，男，70岁，已婚，农民。2019年10月11日初诊。

患者常年体弱多病，近日胸骨体中段附近出现闷痛，可放射至左肩、无名指。疼痛一般持续3分钟左右，舌下含服硝酸甘油可缓解。既往有吸烟史30年。现症：心悸而痛，胸闷气短，甚则胸痛彻背，心悸汗出，畏寒，肢冷，下肢浮肿，腰酸无力。

查体：T 36.3℃，P 80次/分，R 20次/分，BP 120/70mmHg。心界不大，心率80次/分，律齐，各瓣膜区未闻及杂音。舌淡白，脉沉细。

辅助检查：心电图示窦性心律，$V_1 \sim V_4$导联ST段压低0.1mV，T波低平。肌钙蛋白I（-）。

要求：根据上述摘要，在答题卡上完成书面分析。

【参考答案】

中医疾病诊断（2分）：胸痹。

中医证候诊断（2分）：心肾阳虚证。

西医诊断（2分）：冠状动脉粥样硬化性心脏病（心绞痛）。

西医诊断依据（4分）：①患者有吸烟史30年。②胸骨体中段附近闷痛，可放射至左肩、无名指。疼痛一般持续3分钟左右，舌下含服硝酸甘油可缓解。③心界不大，心率无异常，律齐，各瓣膜区未闻及杂音。④心电图示窦性心律，$V_1 \sim V_4$导联ST段压低0.1mV，T波低平。肌钙蛋白I（-）。

中医治法（2分）：温补阳气，振奋心阳。

方剂（2分）：参附汤合右归丸加减。

药物组成、剂量及煎服法（2分）：人参12g，附子9g（先煎），熟地黄24g，山药12g，山茱萸9g，枸杞子12g，菟丝子12g，鹿角胶12g（烊化兑服），杜仲12g，肉桂6g（后下），当归9g。三剂，水煎服。日一剂，早晚分服。

西医治疗原则及方法（4分）：①立刻休息；舌下含服硝酸甘油、硝酸异山梨酯。②缓解期：β受体阻滞剂（美托洛尔、比索洛尔等）、硝酸酯制剂（硝酸异山梨酯、5-单硝酸异山梨酯）、钙通道阻滞剂（维拉帕米等）。

病案(例)摘要 19：

林某，女，45 岁，已婚，工人。2015 年 2 月 11 日初诊。

患者中上腹疼痛反复发作 3 年，未系统治疗。现症：胃脘隐痛，喜温喜按，食后胀满痞闷，神疲乏力，纳呆，大便稀溏。

查体：T 36.1℃，P 80 次/分，R 19 次/分，BP 110/60mmHg。形体消瘦，腹软，剑突下轻压痛，无肌紧张及反跳痛，墨菲征（-）。舌质淡红，苔薄白，脉沉细。

辅助检查：大便常规示隐血（-）。胃镜示胃黏膜呈淡红色，黏膜变薄，黏膜血管暴露。快速尿素酶实验（-）。腹部 B 超示肝胆脾胰双肾未见异常。

要求：根据上述摘要，在答题卡上完成书面分析。

【参考答案】

中医疾病诊断（2分）：胃痛。

中医证候诊断（2分）：脾胃虚弱证。

西医诊断（2分）：慢性胃炎（萎缩性胃炎）。

西医诊断依据（4分）：①上腹疼痛反复发作3年。②形体消瘦，腹软，剑突下轻压痛，无肌紧张及反跳痛，墨菲征（-）。③大便常规示隐血（-）。胃镜示胃黏膜呈淡红色，黏膜变薄，黏膜血管暴露。快速尿素酶实验（-）。腹部B超示肝胆脾胰双肾未见异常。

中医治法（2分）：健脾益气，温中和胃。

方剂（2分）：四君子汤加减。

药物组成、剂量及煎服法（2分）：人参9g，白术9g，茯苓9g，甘草6g，黄芪9g，大枣1枚。三剂，水煎服。日一剂，早晚分服。

西医治疗原则及方法（4分）：①胃痛明显时用抑酸分泌药物（H_2受体拮抗剂，如H_2-RA；质子泵抑制剂，PPI）或碱性抗酸药（氢氧化铝等）。②胃黏膜保护药，如胶态次枸橼酸铋、硫糖铝等。

病案(例)摘要20：

崔某，男，17岁。2017年5月25日初诊。

患者于2014年2月15日无明显原因突然跌倒，意识丧失，牙关紧闭，口吐白沫，喉间痰鸣，四肢抽搐，发作时间持续1~2分钟，唤醒后，瞌睡乏力。此后发作次数逐渐增多，今年起每月均有发作。每次发作症状与上述相似，发作后无特殊异常。但未行系统诊治。

查体：T 36.4℃，P 80次/分，R 16次/分，BP 120/80mmHg。神清，气平，心肺未见异常，腹部检查无异常，四肢肌力、肌张力检查正常，生理性存在，病理征未引出。脑膜刺激征（－）。舌苔白腻，脉弦滑。

辅助检查：头颅CT正常，脑电图可见棘波、尖波。

要求：根据上述摘要，在答题卡上完成书面分析。

【参考答案】

中医疾病诊断（2分）：痫证。

中医证候诊断（2分）：阳痫。

西医诊断（2分）：癫痫。

西医诊断依据（4分）：①突然跌倒，意识丧失，牙关紧闭，口吐白沫，喉间痰鸣，四肢抽搐，发作时间持续1~2分钟，唤醒后嗜睡无力。反复发作，发作后无特殊异常。②心肺未见异常，腹部检查无异常，四肢肌力、肌张力检查正常，生理性存在，病理征未引出。脑膜刺激征（-）。③头颅CT正常，脑电图可见棘波、尖波。

中医治法（2分）：急以开窍醒神，继以泻热涤痰息风。

方剂（2分）：黄连解毒汤合定痫丸加减。

药物组成、剂量及煎服法（2分）：黄连9g，黄芩9g，黄柏9g，栀子9g，明天麻3g，川贝母3g，半夏3g，茯苓3g，伏神3g，胆南星15g，石菖蒲15g，全蝎15g，僵蚕15g，琥珀15g，陈皮21g，远志21g，丹参6g，麦冬6g，朱砂15g（水飞），人参9g。七剂，水煎服。日一剂，早晚分服。

西医治疗原则及方法（4分）：①药物控制：首选苯妥英钠、卡马西平，次选丙戊酸钠。②神经外科治疗：手术。

病案(例)摘要21：

彭某，男，45岁，已婚，工人。2019年4月23日初诊。

患者3年前无明显诱因出现乏力、全腹胀满，伴双下肢轻度水肿。近年来饭后上腹部饱胀不适，食欲减退。现症：腹大坚满，面目肌肤发黄，恶心欲呕，烦热口苦，渴不欲饮，小便短黄，大便秘结。

查体：T 37.5℃，P 88次/分，R 20次/分，BP 130/80mmHg。慢性病容，颈部见蜘蛛痣。浅表淋巴结未触及肿大，巩膜黄染。腹部明显膨隆，腹壁静脉显露。液波震颤（+）。双下肢水肿（+）。舌红，苔黄腻，脉弦滑数。

辅助检查：血常规示血红蛋白110g/L，红细胞3.5×10^{12}/L，白细胞8.5×10^{9}/L。血总胆红素48.5μmol/L，直接胆红素23.2μmol/L。白蛋白（A）27g/L，球蛋白（G）36g/L，谷丙转氨酶（ALT）38U/L，谷草转氨酶（AST）58U/L，HBsAg（+）。

要求：根据上述摘要，在答题卡上完成书面分析。

【参考答案】

中医疾病诊断（2分）：鼓胀。

中医证候诊断（2分）：湿热蕴脾证。

西医诊断（2分）：肝硬化。

西医诊断依据（4分）：①患者3年前无明显诱因出现乏力、全腹胀满，伴双下肢轻度水肿。②饭后上腹部饱胀不适，食欲减退。③慢性病容，颈部见蜘蛛痣。浅表淋巴结未触及肿大，巩膜黄染。腹部明显膨隆，腹壁静脉显露。液波震颤（+）。双下肢水肿（+）。④总胆红素升高，直接胆红素升高。A/G倒置，谷草转氨酶升高，HBsAg（+）。

中医治法（2分）：清热利湿，攻下逐水。

方剂（2分）：中满分消丸合茵陈蒿汤加减。

药物组成、剂量及煎服法（2分）：白术3g，人参3g，炙甘草3g，姜黄3g，茯苓6g，干姜6g，砂仁6g（后下），泽泻9g，橘皮9g，知母12g，黄芩36g，黄连15g，半夏15g，枳实15g，姜厚朴30g，茵陈18g，栀子12g，大黄6g。三剂，水煎服。日一剂，早晚分服。

西医治疗原则及方法（4分）：①一般治疗：休息；食用高热量、高蛋白、富含维生素、易消化食物，禁酒，慎用巴比妥类镇静药；少盐或无盐等。②药物治疗：水飞蓟素、维生素类药物，慎用损伤肝脏药物，酌情抗病毒治疗。③腹水的治疗：限制钠、水的摄入；利尿剂（螺内酯、呋塞米联合应用）；提高血浆胶体渗透压；放腹水同时补充白蛋白等。

病案(例)摘要 22：

陈某，女，28 岁，已婚，职员。2019 年 10 月 13 日初诊。

患者 3 周前顺产一女，现母乳喂养中。5 天前开始感觉左乳红肿发热伴疼痛，逐渐加重，左侧乳汁排泌不畅，皮肤焮红灼热，疼痛剧烈，拒按，壮热不退，口渴喜饮。

查体：T 39.7℃，P 76 次/分，R 18 次/分，BP 120/70mmHg。左乳外上象限红肿，触痛明显，触及小包块。同侧腋下扪及肿大的淋巴结，有触痛。舌质红，苔黄腻，脉滑数。

辅助检查：血常规示白细胞 15×10^9L，中性粒细胞 80%。

要求：根据上述摘要，在答题卡上完成书面分析。

【参考答案】

中医疾病诊断（2 分）：乳痈。

中医证候诊断（2 分）：热毒炽盛证。

西医诊断（2 分）：急性乳腺炎。

西医诊断依据（4 分）：①患者 3 周前顺产，现母乳喂养中。②5 天前开始感觉左乳红肿发热伴疼痛，逐渐加重，口渴喜饮。③高热，左乳外上象限红肿，触痛明显，触及小包块。同侧腋下扪及肿大的淋巴结，有触痛。④血常规示白细胞、中性粒细胞增高。

中医治法（2 分）：清热解毒，托里透脓。

方剂（2 分）：五味消毒饮合透脓散加减。

药物组成、剂量及煎服法（2 分）：金银花 30g，野菊花 12g，蒲公英 12g，紫花地丁 12g，紫背天葵子 12g，黄芪 12g，炒山甲 3g，川芎 9g，当归 6g，皂角刺 5g。三剂，水煎服。日一剂，早晚分服。

西医治疗原则及方法（4 分）：①患乳暂停哺乳，用吸乳器吸出乳汁。②用胸罩托起乳房，患部行湿热敷，淡盐温开水清洁乳头。③应用足量广谱抗菌药物，可选用青霉素、红霉素、头孢菌素类抗生素等。

病案(例)摘要 23：

石某，女，48 岁，已婚，职员。2019 年 9 月 29 日初诊。

患者既往月经基本正常，嗜食肥甘，近半年来自觉下腹部积块，月经渐渐后期，量多色暗，质黏稠，有血块，持续 9 天干净。末次月经：2019 年 9 月 17 日。带下量多，脘痞多痰，形体肥胖。

查体：T 36.4℃，P 76 次/分，R 18 次/分，BP 112/80mmHg。舌淡紫，苔白腻，脉沉滑。

妇科检查：子宫体增大如孕 2 月，表面不规则，可触及多个结节，质硬。

辅助检查：超声提示子宫增大，肌壁间数个大小不等的结节，边界清，回声均匀，双侧附件正常。

要求：根据上述摘要，在答题卡上完成书面分析。

【参考答案】

中医疾病诊断（2分）：癥瘕。

中医证候诊断（2分）：痰湿瘀阻证。

西医诊断（2分）：子宫肌瘤。

西医诊断依据（4分）：①患者嗜食肥甘。②近半年来自觉下腹部积块，月经渐渐后期，量多色暗，持续9天干净。③子宫体增大如孕2月，表面不规则，可触及多个结节，质硬。④超声提示子宫增大，肌壁间数个大小不等的结节，边界清，回声均匀，双侧附件正常。

中医治法（2分）：化痰除湿，活血消癥。

方剂（2分）：苍附导痰丸加丹参、水蛭。

药物组成、剂量及煎服法（2分）：苍术6g，香附6g，陈皮4.5g，胆南星3g，枳壳3g，半夏3g，茯苓4.5g，神曲3g，甘草3g，丹参10g，水蛭3g。三剂，水煎服。日一剂，早晚分服。

西医治疗原则及方法（4分）：①药物治疗：促性腺激素释放激素类似物、米非司酮。②手术治疗。

病案(例)摘要24：

冯某，男，9岁。2018年6月11日初诊。

患儿7天前发热，双侧耳下腮部肿胀疼痛，经口服双黄连颗粒，外敷中药等治疗，腮部肿痛减轻，今日患儿出现睾丸肿痛而来就诊。现症：双侧腮部肿大，咽充血，双侧睾丸肿胀，有触痛。

查体：T 39.8℃，P 100次/分，R 24次/分。双侧颊部可见以耳垂为中心的局部肿胀，边缘不清，表面皮肤不红，有触痛，浅表淋巴结无肿大，咽部轻度充血，双扁桃体无肿大，口腔第2臼齿处颊黏膜可见腮腺口红肿，挤压颊部后未见液体流出。心率100次/分，律齐，两肺呼吸音清，腹平软，无压痛。舌质红，苔黄，脉数。

辅助检查：血常规示白细胞4.5×10^9/L，中性粒细胞40%，淋巴细胞52%。血、尿淀粉酶轻度升高。

要求：根据上述摘要，在答题卡上完成书面分析。

【参考答案】

中医疾病诊断（2分）：痄腮。

中医证候诊断（2分）：毒窜睾腹证。

西医诊断（2分）：流行性腮腺炎。

西医诊断依据（4分）：①患儿7天前发热，双侧耳下腮部肿胀疼痛。睾丸肿痛。②高热。双侧耳下腮部肿胀疼痛，表面皮肤不红，有触痛，浅表淋巴结无肿大，咽部轻度充血，双扁桃体无肿大，口腔第2白齿处颊黏膜可见腮腺口红肿，挤压颊部后未见液体流出。②血常规示白细胞总数无异常。血、尿淀粉酶轻度升高。

中医治法（2分）：清肝泻火，活血止痛。

方剂（2分）：龙胆泻肝汤加减。

药物组成、剂量及煎服法（2分）：龙胆草6g，黄芩9g，栀子9g，泽泻12g，木通6g，当归3g，生地黄9g，柴胡6g，生甘草6g，车前子9g（包煎），荔枝核6g，橘核6g，青皮6g，莪术6g，皂荚1.5g。三剂，水煎服。日一剂，早晚分服。

西医治疗原则及方法（4分）：①注意休息。②物理降温或使用解热药。③用丁字带托住阴囊。

病案(例)摘要 25：

周某，男，16 岁，学生。2017 年 9 月 12 日初诊。

患者 1 天前出现右下腹痛，呈持续性，家长自行给予头孢克洛口服，效果差。现症见：腹痛剧烈，腹皮挛急，逐渐加重，并呈全腹痛，伴恶心，无法进食，恶寒发热，故来诊。

查体：T 39.5℃，P 120 次/分，R 20 次/分，BP 90/60mmHg。两肺呼吸音闻及干、湿性啰音，全腹压痛，以麦氏点为重，有反跳痛及腹肌紧张，肠鸣音弱，结肠充气试验阳性。舌红绛，苔黄厚，脉洪数。

辅助检查：血常规示白细胞 20.2×10^9/L，中性粒细胞 91.2%。

要求：根据上述摘要，在答题卡上完成书面分析。

【参考答案】

中医疾病诊断（2分）：肠痈。

中医证候诊断（2分）：热毒证。

西医诊断（2分）：急性阑尾炎。

西医诊断依据（4分）：①持续性右下腹痛。②腹痛剧烈，腹皮挛急，逐渐加重，并呈全腹痛，伴恶心，无法进食，恶寒发热。③高热，血压下降，两肺呼吸音闻及干、湿性啰音，全腹压痛，以麦氏点为重，有反跳痛及腹肌紧张，肠鸣音弱，结肠充气试验阳性。④血常规示白细胞、中性粒细胞升高。

中医治法（2分）：通腑排毒，养阴清热。

方剂（2分）：大黄牡丹汤合透脓散加减。

药物组成、剂量及煎服法（2分）：大黄12g，牡丹皮3g，桃仁9g，冬瓜仁30g，芒硝9g（冲服），黄芪12g，穿山甲3g，川芎9g，当归6g，皂角刺4.5g，延胡索3g，木香3g。七剂，水煎服。日一剂，早晚分服。

西医治疗原则及方法（4分）：①手术治疗：阑尾切除术。②对症治疗：若有脓液，则进行腹腔引流。③卧床休息、清淡饮食，养成良好的排便习惯，避免饮食不节及食后剧烈运动。

病案(例)摘要 26：

王某，女，28 岁，已婚，干部。2017 年 8 月 25 日出诊。

患者于 2017 年 4 月 25 日行人流术，术后 2 天后出现发热，下腹痛，带下增多，未系统治疗，病情时发时止，近 2 周下腹胀满，疼痛拒按，带下增多，色黄，质稠，味臭秽，经量增多，经期延长，淋漓不止，大便溏，小便短赤。末次月经：2017 年 8 月 3 日，持续 6 天净。

查体：T 36.3℃，P 70 次/分，R 18 次/分，BP 110/72mmHg。神志清，下腹部压痛阳性。舌红，有瘀点，苔黄厚，脉弦滑。

妇科检查：外阴发育正常，子宫后位，大小正常，质中，活动度差，左侧附件增厚，压痛明显，右侧附件区无异常。

辅助检查：血常规示正常。盆腔彩超示子宫左侧可见包块。

要求：根据上述摘要，在答题卡上完成书面分析。

【参考答案】

中医疾病诊断（2分）：带下病。

中医证候诊断（2分）：湿热瘀结证。

西医诊断（2分）：盆腔炎性疾病。

西医诊断依据（4分）：①有人流术史，术后出现发热，下腹痛，带下增多。②下腹部压痛阳性。③妇科检查示外阴发育正常，子宫后位，大小正常，质中，活动度差，压痛明显，左侧附件增厚，压痛明显，右侧附件区无异常。④血常规检查无异常。盆腔彩超示子宫左侧可见包块。

中医治法（2分）：清热利湿，化瘀止痛。

方剂（2分）：仙方活命饮加薏苡仁、冬瓜仁。

药物组成、剂量及煎服法（2分）：白芷6g，贝母6g，防风6g，赤芍6g，当归尾6g，甘草6g，皂角刺6g，穿山甲6g，天花粉6g，乳香6g，没药6g，金银花9g，陈皮9g，薏苡仁9g，冬瓜仁9g。三剂，水煎服。日一剂，早晚分服。

西医治疗原则及方法（4分）：①药物治疗：抗生素。②手术治疗。

病案(例)摘要 27:

李某,女,30 岁,已婚,职员。2017 年 1 月 6 日初诊。

患者 13 岁月经初潮。26 岁结婚,有生育要求,近半年出现月经周期紊乱,有时半月一行,有时 2 个月一行,有时量多如崩,有时量少淋漓,持续 10~30 天不等,经色淡,质清稀,神疲乏力,倦怠懒言,肢体面目浮肿,大便溏薄。末次月经:2016 年 12 月 16 日,持续至今。

查体:T 36.8℃,P 90 次/分,R 24 次/分,BP 120/80mmHg。基础体温呈单相型。神志清,面色苍白,口唇色淡。舌质淡,边有齿痕,脉细弱。

辅助检查:血常规示血红蛋白 80g/L,红细胞 2.43×10^{12}/L。B 超检查示子宫及双侧附件未见明显异常。诊刮病理提示子宫内膜简单型增生过长。尿妊娠试验阴性。

要求:根据上述摘要,在答题卡上完成书面分析。

【参考答案】

中医疾病诊断（2分）：崩漏。

中医证候诊断（2分）：脾虚证。

西医诊断（2分）：排卵障碍性异常子宫出血（无排卵性异常子宫出血）。

西医诊断依据（4分）：①患者月经周期紊乱，经期长短不一，经量不定，末次月经淋漓不止。②基础体温呈单相型。③中度贫血。B超检查示子宫及双侧附件未见明显异常。诊刮病理提示子宫内膜简单型增生过长。尿妊娠试验阴性。

中医治法（2分）：补气摄血，固冲调经。

方剂（2分）：固本止崩汤合举元煎。

药物组成、剂量及煎服法（2分）：熟地黄3g，白术3g，黄芪9g，当归15g，黑姜6g，人参9g，炙甘草6g，升麻3g。三剂，水煎服。日一剂，早晚分服。

西医治疗原则及方法（4分）：（1）治疗原则：出血期止血并纠正贫血，血止后调整周期预防子宫内膜增生和异常子宫出血突发，促排卵。（2）一般治疗：补充铁剂、维生素C、蛋白质。给予抗生素预防感染。加强营养，避免过劳注意休息。（3）药物治疗：①止血：性激素联合用药；雌激素；孕激素；雄激素等。②调整月经周期：雌、孕激素序贯法；后半周期疗法，在月经后半周服用甲羟孕酮。③促进排卵：氯米芬。

病案(例)摘要 28:

路某,女,53 岁,已婚,会计。2017 年 12 月 1 日初诊。

患者 2 天前无明显诱因出现腹胀、腹痛,伴恶心呕吐,肛门排气减少,无排便。自服药物效果差,患者症状无缓解,现腹痛阵作,胀满拒按,恶心呕吐,无排气排便,无剖宫产术史。

查体:腹部膨隆,全腹压痛,无反跳痛,肝脾肋下未及,Murphy 征(-),无移动性浊音,肠鸣音活跃,有气过水声。舌质淡红,苔薄白,脉弦涩。

辅助检查:立位腹平片示小肠扩张,可见积气及气液平面。

要求:根据上述摘要,在答题卡上完成书面分析。

【参考答案】

中医疾病诊断（2分）：肠结。

中医证候诊断（2分）：气滞血瘀证。

西医诊断（2分）：肠梗阻。

西医诊断依据（4分）：①患者无剖宫产术史。②无明显诱因出现腹痛、呕吐、腹胀，肛门少量排气2天。③腹部膨隆，全腹压痛，无反跳痛，肝脾肋下未及，Murphy征（－），无移动性浊音，肠鸣音活跃，有气过水声。④立位腹平片示小肠扩张，可见积气及气液平面。

中医治法（2分）：行气活血，通腑攻下。

方剂（2分）：桃仁承气汤加减。

药物组成、剂量及煎服法（2分）：桃仁12g，大黄12g（后下），桂枝6g，甘草6g，芒硝6g（冲服）。三剂，水煎服。日一剂，早晚分服。

西医治疗原则及方法（4分）：①治疗原则：解除局部的梗阻和纠正因梗阻引起的全身生理紊乱。②非手术治疗：禁食与胃肠减压；纠正水、电解质紊乱及酸碱失衡：常用静脉输注葡萄糖等渗盐水，酌情补充必要的电解质；防止感染和毒血症：抗生素；灌肠疗法：常用肥皂水500mL灌肠；穴位注射阿托品，腹部推拿按摩等。③手术治疗：如应用非手术疗法病情不见好转，则采取手术治疗。

病案(例)摘要29：

花某，女，5岁。2018年1月11日出诊。

患儿10天前出现发热，体温39℃左右，咳嗽，气促，就诊于附近诊所，静脉滴注抗生素等药物治疗7天，发热渐退，咳嗽未见明显缓解。现症：咳嗽气急，干咳少痰，五心烦热，面色潮红，午后低热，时有盗汗。

查体：T 37.4℃，P 103次/分，R 25次/分。面色潮红，双肺可闻及湿啰音。舌质红，无苔，脉细数。

辅助检查：血常规示白细胞12.6×10^9/L，中性粒细胞75%，淋巴细胞22%。胸部X线片示双肺可见散在斑片状阴影。

要求：根据上述摘要，在答题卡上完成书面分析。

【参考答案】

中医疾病诊断（2分）：肺炎喘嗽。

中医证候诊断（2分）：阴虚肺热证。

西医诊断（2分）：小儿肺炎。

西医诊断依据（4分）：①有上呼吸道感染病史。②发热，咳嗽，气促。③心率增快，呼吸急促，面色潮红，双肺可闻及湿啰音。④血常规示白细胞总数、中性粒细胞升高；胸部X线片示双肺可见散在斑片状阴影。

中医治法（2分）：养阴清肺，润肺止咳。

方剂（2分）：沙参麦冬汤加减。

药物组成、剂量及煎服法（2分）：北沙参6.5g，玉竹6.5g，麦冬6.5g，天花粉10g，扁豆6.5g，桑叶4g，生甘草2g。三剂，水煎服。日一剂，早晚分服。

西医治疗原则及方法（4分）：①病因治疗：宜采取抗生素治疗，首选青霉素或羟氨苄青霉素。②对症治疗：保持呼吸道通畅、减慢心率等。

病案（例）摘要30：

丰某，女，25岁，已婚，工人。2019年12月21日初诊。

患者平素月经正常，既往有输卵管炎病史，素性抑郁寡欢，经前乳房胀痛。末次月经：2019年11月11日。7天前阴道少量出血，较平日经量明显减少，色暗红，淋漓至今，劳累后出现左侧腹隐痛。

查体：T 36.9℃，P 86次/分，R 22次/分，BP 112/80mmHg。左侧下腹部压痛（+），脉弦滑。

妇科检查：阴道可见暗红色分泌物，子宫体软，稍大，左侧附件区可触及软性包块（阳性）。

辅助检查：血hCG 1900U/L；B超示宫腔内未见孕囊，左侧附近区可见一大面积的包块。尿妊娠试验阳性。

要求：根据上述摘要，在答题卡上完成书面分析。

【参考答案】

中医疾病诊断（2分）：异位妊娠。

中医证候诊断（2分）：未破损期-胎阻胞络证。

西医诊断（2分）：异位妊娠。

西医诊断依据（4分）：①既往有输卵管炎病史，素性抑郁寡欢，经前乳房胀痛。②阴道少量出血，左侧下腹部压痛（+）。③妇科检查：阴道可见暗红色分泌物，子宫体软，稍大，左侧附件区可触及软性包块（阳性）。血hCG 1900U/L；B超示宫腔内未见孕囊，左侧附近区可见一大面积的包块。尿妊娠试验阳性。

中医治法（2分）：活血祛瘀，消癥杀胚。

方剂（2分）：宫外孕Ⅱ号方加紫草、蜈蚣、水蛭、天花粉。

药物组成、剂量及煎服法（2分）：丹参15g，赤芍15g，桃仁9g，三棱6g，莪术6g，蜈蚣5g，全蝎5g，紫草5g，水蛭1.5g，天花粉10g。三剂，水煎服。日一剂，早晚分服。

西医治疗原则及方法（4分）：①药物治疗：常用甲氨蝶呤。常用剂量0.4mg/（kg·d），肌肉注射，5天一疗程。治疗第4天和第7天复查血β-hCG，若下降<15%，重复剂量给药。而后每周复查。②手术治疗：药物治疗无效，则选取保守手术治疗。

病案(例)摘要 31：

李某，女，28 岁，职员。2019 年 4 月 25 日初诊。

患者平素月经正常，现停经 53 天，阴道不规则出血 3 天。末次月经 2019 年 3 月 3 日。停经后明显有早孕反应，3 天前阴道有少量出血，色淡红，质稀薄，曾服安络血效果不明显。现症：停经 53 天，阴道少量出血，小腹空坠隐痛，腰酸，神疲肢倦，心悸气短。

查体：T 36.6℃，P 86 次/分，R 21 次/分，BP 122/80mmHg。面色㿠白，舌质淡，苔薄白，脉细滑无力。

辅助检查：尿妊娠试验阳性。B 超示宫内妊娠，胚胎存活。

要求：根据上述摘要，在答题卡上完成书面分析。

【参考答案】

中医疾病诊断（2分）：胎动不安。

中医证候诊断（2分）：气血虚弱证。

西医诊断（2分）：先兆流产。

西医诊断依据（4分）：①停经，阴道不规则出血，停经后有早孕反应。小腹空坠隐痛，腰酸。②尿妊娠试验阳性。B超示宫内妊娠，胚胎存活。

中医治法（2分）：益气养血，固肾安胎。

方剂（2分）：胎元饮。

药物组成、剂量及煎服法（2分）：人参6g，当归6g，杜仲6g，芍药6g，熟地黄6g，白术9g，炙甘草3g，陈皮3g，黄芪3g。七剂，水煎服。日一剂，早晚分服。

西医治疗原则及方法（4分）：①卧床休息，禁止性生活，若出现黄体功能不全，应黄体酮肌注，每日一次，每次20mg；绒毛膜促性腺激素肌内注射，隔日一次，每次2000U；也可口服维生素E。②若经治疗症状不缓解或反而加重，则进行B超及血hCG测定，根据情况，给予相应处理。

病案（例）摘要32：

田某，女，9个月。2017年8月17日初诊。

患儿1个月前添加辅食后，出现大便次数增多，每日十余次，经停辅食并口服药物后好转，但目前大便仍稀溏不成形，为蛋花样，每日4~6次不等，色淡不臭，多于食后作泻。时轻时重，面色略黄，神疲倦怠。

查体：T 36.8℃，P 120次/分，R 28次/分。神清，精神差，皮肤弹性良好，心率120次/分，律齐。腹软，无压痛，肠鸣音活跃。舌淡苔白，脉缓弱，指纹淡。

辅助检查：血常规示白细胞7.9×10^9/L，中性粒细胞38%，淋巴细胞60%。大便常规示正常。脂肪球（++）。

要求：根据上述摘要，在答题卡上完成书面分析。

【参考答案】

中医疾病诊断（2分）：小儿泄泻。

中医证候诊断（2分）：脾虚泻。

西医诊断（2分）：小儿腹泻病。

西医诊断依据（4分）：①大便次数增多，稀溏，为蛋花样，色淡不臭，食后作泻。②皮肤弹性良好，心率增快。腹软，无压痛，肠鸣音活跃。③血常规示白细胞总数、中性粒细胞、淋巴细胞正常。大便常规正常。脂肪球（++）。

中医治法（2分）：健脾益气，助运止泻。

方剂（2分）：参苓白术散加减。

药物组成、剂量及煎服法（2分）：莲子肉3g，薏苡仁3g，缩砂仁2g（后下），桔梗2g，白扁豆4g，白茯苓5g，人参5g，甘草3g，白术5g，山药5g。三剂，水煎服。日一剂，早晚分服。

西医治疗原则及方法（4分）：①饮食疗法：继续母乳喂养。②液体疗法：口服补液盐。③药物疗法：控制感染（微生态制剂、肠黏膜保护剂）、微生态疗法（双歧杆菌、嗜乳酸杆菌等菌制剂）、肠黏膜保护剂（如蒙脱石粉）、补锌。

病案(例)摘要33：

张某，女，45岁，干部。2018年3月18日初诊。

患者有腹腔手术史。2天前因过食辛辣厚味，开始腹痛腹胀，痞满拒按，恶心呕吐，呕出物为胃内容物，口渴，小便黄赤，严重时谵语，无排气排便。月经史无异常。

查体：T 39.2℃，P 100次/分，R 25次/分，BP 100/75mmHg。痛苦面容，墨菲征（-）。腹部稍膨隆，未及包块，肝脾肋下未及，脐周压痛，拒按。舌质红，苔黄燥，脉滑数。

辅助检查：血常规示白细胞总数12×10^9/L，中性粒细胞82%。X线检查示小肠扩张积气，有大小不等的阶梯状气液平面。

要求：根据上述摘要，在答题卡上完成书面分析。

【参考答案】

中医疾病诊断（2分）：肠结。

中医证候诊断（2分）：肠腑热结证。

西医诊断（2分）：肠梗阻。

西医诊断依据（4分）：①患者有腹腔手术史。②饮食不节致腹痛腹胀，恶心呕吐。痛苦面容，墨菲征（-）。腹部稍膨隆，未及包块，肝脾肋下未及，脐周压痛，拒按。③血常规示白细胞总数、中性粒细胞升高。X线检查示小肠扩张积气，有大小不等的阶梯状气液平面。

中医治法（2分）：活血清热，通里攻下。

方剂（2分）：复方大承气汤加减。

药物组成、剂量及煎服法（2分）：炒莱菔子30g，桃仁9g，赤芍15g，厚朴15g，枳实9g，生大黄9g（后下），芒硝9g（冲服）。三剂，水煎服。日一剂，早晚分服。

西医治疗原则及方法（4分）：①治疗原则：解除局部的梗阻和纠正因梗阻引起的全身生理紊乱。②非手术治疗：禁食与胃肠减压；纠正水、电解质紊乱及酸碱失衡（静注葡萄糖等渗盐水，酌情补充必要的电解质）；防止感染和毒血症（抗生素）；灌肠疗法（肥皂水灌肠）；穴位注射阿托品，腹部推拿按摩等。③手术治疗：非手术疗法病情未好转，则采取手术治疗。

病案(例)摘要34：

侯某，男，30岁，干部。2019年1月18日初诊。

患者进食大量油腻食物，2小时后出现右上腹持续性胀痛，并向右肩背部放射。现症：胁腹疼痛难忍，伴恶心呕吐，发热恶寒，口苦咽干，皮肤黄染，便秘尿赤。

查体：T 38.5℃，P 80次/分，R 20次/分，BP 115/75mmHg。右上腹压痛及肌紧张，可摸到肿大之胆囊，墨菲征阳性。舌质红，苔黄腻，脉弦滑。

辅助检查：血常规示白细胞12.5×10^9/L，中性粒细胞82%。血清转氨酶轻度升高，B超示胆囊增大、囊壁增厚，胆囊内多个强回声光团伴声影。

要求：根据上述摘要，在答题卡上完成书面分析。

【参考答案】

中医疾病诊断（2分）：胁痛。

中医证候诊断（2分）：肝胆湿热证。

西医诊断（2分）：胆石症（胆囊结石）。

西医诊断依据（4分）：①进食油腻食物后，出现右上腹持续性胀痛，并向右肩背部放射。②发热。右上腹压痛及肌紧张，可摸到肿大之胆囊，墨菲征阳性。③血常规示白细胞总数、中性粒细胞增高，血清转氨酶轻度升高，B超示胆囊增大、囊壁增厚，胆囊内多个强回声光团伴声影。

中医治法（2分）：疏肝利胆，清热利湿。

方剂（2分）：茵陈蒿汤合大柴胡汤加减。

药物组成、剂量及煎服方法（2分）：茵陈18g，栀子12g，大黄6g（后下），柴胡24g，黄芩9g，芍药9g，半夏9g，枳实9g，大枣4枚，生姜15g。三剂，水煎服。日一剂，早晚分服。

西医治疗原则及方法（4分）：①手术治疗：腹腔镜胆囊切除术。②非手术治疗：解痉，止痛，消炎利胆，应用抗生素，纠正水、电解质紊乱及酸碱失衡等。

病案(例)摘要35：

高某，女，45岁，已婚，工人。2016年2月8日初诊。

患者双侧乳房肿块伴胀痛6个月。肿块和胀痛月经前明显，经后肿块稍有缩小，疼痛减轻，乳头有时有白色溢液，月经量少色淡，腰酸乏力。月经史无异常。

查体：双侧乳房有结节样及片块样肿块，按之疼痛，肿块质韧不硬，表面不规则，与周围组织分界不清。舌质淡，苔薄白，脉沉细。

辅助检查：B超提示双侧乳房内散在多个不均匀的低回声区。

要求：根据上述摘要，在答题卡上完成书面分析。

【参考答案】

中医疾病诊断（2分）：乳癖。

中医证候诊断（2分）：冲任失调证。

西医诊断（2分）：乳腺增生病。

西医诊断依据（4分）：①双侧乳房肿块伴胀痛，月经前明显，经后肿块稍有缩小，疼痛减轻，乳头时有溢液。②双侧乳房有结节样及片块样肿块，按之疼痛，肿块质韧不硬，表面不规则，与周围组织分界不清。③B超提示双侧乳房内散在多个不均匀的低回声区。

中医治法（2分）：调理冲任，温阳化痰，活血散结。

方剂（2分）：二仙汤加减。

药物组成、剂量及煎服法（2分）：仙茅9g，淫羊藿9g，巴戟天9g，当归9g，黄柏4.5g，知母4.5g。三剂，水煎服。日一剂，早晚分服。

西医治疗原则及方法（4分）：①疏导情志，配合药物局部外敷、针灸、激光照射、磁疗等。②药物治疗：维生素类药物（口服维生素B_6、维生素E、维生素A）、激素类药物（黄体酮、达那唑、丙酸睾丸素等）。

病案(例)摘要 36:

于某,女,48 岁,干部。2016 年 4 月 8 日初诊。

患者于 2 年前双手遇热后突发剧烈瘙痒,此后遇热或肥皂水烫洗后则双手皮肤局部剧烈瘙痒反复发作,时轻时重。现症:口干不欲饮,纳差,腹胀。月经史无异常。

查体:皮损色暗,粗糙肥厚,边界清楚,对称分布。舌质淡,苔白,脉弦细。

要求:根据上述摘要,在答题卡上完成书面分析。

【参考答案】

中医疾病诊断（2分）：湿疮。

中医证候诊断（2分）：血虚风燥证。

西医诊断（2分）：湿疹。

西医诊断依据（4分）：①患者2年前双手遇热后突发剧烈瘙痒，此后遇热或肥皂水烫洗后则双手皮肤局部剧烈瘙痒。②皮损色暗，粗糙肥厚，边界清楚，对称分布。

中医治法（2分）：养血润肤，祛风止痒。

方剂（2分）：当归饮子加减。

药物组成、剂量及煎服法（2分）：当归9g，白芍9g，川芎9g，生地黄9g，白蒺藜9g，防风9g，荆芥穗9g，何首乌5g，黄芪5g，甘草3g。三剂，水煎服。日一剂，早晚分服。

西医治疗原则及方法（4分）：①治疗原则：止痒、抑制表皮细胞增生、促进真皮炎症浸润吸收。②常用药物：局部治疗常用5%~10%复方松馏油软膏、10%~20%黑豆馏油软膏、皮质类固醇激素乳剂等。全身治疗常用组胺类药物（如扑尔敏、赛庚啶、息斯敏等）、镇静剂（5%溴化钠、冬眠灵等）、皮质类固醇激素、抗生素（青霉素、大环内酯类、喹诺酮类）。

病案(例)摘要 37:

许某,女,46岁,已婚,教师。2015年10月22日初诊。

患者既往月经正常,2年前从外地移居本地后月经紊乱,周期 20～90 天,经期 5～20 天,经量多,末次月经 2015 年 10 月 15 日,量多,色深红,质黏稠,口渴烦热,小便黄,大便干结。

查体:T 36.6℃,P 72 次/分,R 18 次/分,BP 110/78mmHg。舌红,苔黄,脉洪数。

辅助检查:血常规示血红蛋白 112g/L。B 超检查示子宫附件未见明显异常。经前子宫内膜诊刮病理提示子宫内膜简单型增生过长。

要求:根据上述摘要,在答题卡上完成书面分析。

【参考答案】

中医疾病诊断（2分）：崩漏。

中医证候诊断（2分）：血热（实热）证。

西医诊断（2分）：排卵障碍性异常子宫出血（无排卵性异常子宫出血）。

西医诊断依据（4分）：①月经紊乱，周期不规则，经期延长，经量过多。②血常规无异常。B超检查提示子宫附件未见明显异常。经前子宫内膜诊刮病理提示子宫内膜简单型增生过长。

中医治法（2分）：清热凉血，止血调经。

方剂（2分）：清经固经汤加沙参、麦冬。

药物组成、剂量及煎服法（2分）：炙龟甲24g（先煎），牡蛎粉15g（包煎），清阿胶15g（陈酒炖冲），生地黄15g，地骨皮15g，焦山栀12g，生黄芩9g，地榆15g，陈棕炭9g，生藕节15g，生甘草3g，沙参6g，麦冬6g。三剂，水煎服。日一剂，早晚分服。

西医治疗原则及方法（4分）：①治疗原则：止血、调整周期、减少经量、防止子宫内膜病变。②一般治疗：补充铁剂、维生素C、蛋白质，给予抗生素预防感染，加强营养，避免过劳，保证充分休息。③药物治疗：止血（雄激素）；调整月经周期（雌、孕激素联合法，后半周期疗法）。④手术治疗：子宫内膜切除术、子宫切除术。

病案(例)摘要38：

闫某，女，2岁。2019年12月10日初诊。

患儿1天前进食较杂，夜卧不安，凌晨突然发热，呕吐1次，为胃内容物，继之腹泻，大便为水样，泻下急迫，至就诊时4小时内已大便6次，量多，气味臭秽，可见黏液，小便色黄，量少，大便前后无哭闹。

查体：T 38.2℃，P 132次/分，R 36次/分。神志清，精神可，皮肤弹性略差，眼窝凹陷，心肺听诊（-），腹软，无压痛。舌质红，苔黄腻，指纹紫滞，现于风关。

辅助检查：血常规示白细胞7.9×10^9/L，中性粒细胞31%，淋巴细胞61%。大便常规示镜检未见异常，脂肪球（++）。

要求：根据上述摘要，在答题卡上完成书面分析。

【参考答案】

中医疾病诊断（2分）：小儿泄泻。

中医证候诊断（2分）：湿热泻。

西医诊断（2分）：小儿腹泻病。

西医诊断依据（4分）：①患儿进食较杂后出现呕吐、腹泻，大便为水样，泻下急迫，量多次频。②发热，心率增快，呼吸急促，皮肤弹性略差，眼窝凹陷，心肺听诊（-），腹软，无压痛。③血常规示白细胞总数正常。大便常规示镜检未见异常，脂肪球（++）。

中医治法（2分）：清肠解热，化湿止泻。

方剂（2分）：葛根黄芩黄连汤加减。

药物组成、剂量及煎服法（2分）：葛根7.5g，甘草3g，黄芩4.5g，黄连4.5g。三剂，水煎服。日一剂，早晚分服。

西医治疗原则及方法（4分）：①饮食疗法：半流质易消化饮食，然后恢复正常饮食。②液体疗法：静脉补液：定性（120~150mL/kg）、定量（1/2张含钠液）、定速（先快后慢）、纠正酸中毒、钾的补充等。③药物治疗：控制感染（微生态制剂、肠黏膜保护剂）、微生态疗法（双歧杆菌、嗜乳酸杆菌等菌制剂）、肠黏膜保护剂（如蒙脱石粉）、补锌。

病案(例)摘要39：

赵某，女，5岁。2019年12月1日初诊。

患儿10天前无明显诱因出现发热，体温38℃左右，咳嗽，气促，就诊于附近诊所，静脉滴注抗生素8天，仍有咳嗽而来诊。现症：咳嗽无力，动则汗出，喉中痰鸣，时有低热，食欲不振，大便溏。

查体：T 37.4℃，P 112次/分，R 30次/分。面白少华，双肺听诊呼吸音粗糙，可闻及少许中细湿啰音。舌质淡，舌苔薄白，脉细无力。

辅助检查：血常规示白细胞12.6×10^9/L，中性粒细胞73%。胸部X线片示双肺纹理增粗，左肺内带下部可见散在斑片影。

要求：根据上述摘要，在答题卡上完成书面分析。

【参考答案】

中医疾病诊断（2分）：肺炎喘嗽。

中医证候诊断（2分）：肺脾气虚证。

西医诊断（2分）：小儿肺炎。

西医诊断依据（4分）：①患儿发热、咳嗽、气促。②心率、呼吸增快，面白少华，双肺听诊呼吸音粗糙，可闻及少许中细湿啰音。③血常规示白细胞总数、中性粒细胞增多。胸部X线片示双肺纹理增粗，右肺可见散在斑片状阴影。

中医治法（2分）：补肺健脾，益气化痰。

方剂（2分）：人参五味子汤加减。

药物组成、剂量及煎服法（2分）：人参2g，白术3g，白茯苓2g，五味子1.5g，麦冬2g，炙甘草2g。三剂，水煎服。日一剂，早晚分服。

西医治疗原则及方法（4分）：①病因治疗：宜采取抗生素治疗，首选青霉素或羟氨苄青霉素。②对症治疗：保持呼吸道通畅，及时清除鼻咽分泌物和吸痰，使用祛痰剂，雾化吸入；保证液体摄入量，有利于痰液排出；减慢心率。

病案(例)摘要40：

崔某，女，31岁，已婚，教师。2016年1月28日初诊。

患者平素月经正常，喜食辛辣。末次月经2015年11月20日，停经后早孕反应明显，自测尿妊娠试验阳性，近1周少量阴道出血，色深红，腰腹部坠胀作痛，不喜温、按，心烦少寐，渴喜冷饮，手足心热，便秘溲赤。

查体：T 36.2℃，P 80次/分，R 21次/分，BP 112/84mmHg。舌红苔黄，脉滑数。

辅助检查：B超示宫内妊娠，胚胎存活。

要求：根据上述摘要，在答题卡上完成书面分析。

【参考答案】

中医疾病诊断（2分）：胎动不安。

中医证候诊断（2分）：血热证。

西医诊断（2分）：先兆流产。

西医诊断依据（4分）：①停经，尿妊娠试验阳性。妊娠期间少量阴道出血，腰腹部坠胀作痛。②B超示宫内妊娠，胚胎存活。

中医治法（2分）：清热养血，固冲安胎。

方剂（2分）：保阴煎。

药物组成、剂量及煎服法（2分）：生地黄4.5g，熟地黄4.5g，黄芩4.5g，黄柏4.5g，白芍4.5g，山药4.5g，续断4.5g，甘草3g，桑寄生10g，苎麻根10g。三剂，水煎服。日一剂，早晚分服。

西医治疗原则及方法（4分）：①卧床休息，禁止性生活，若出现黄体功能不全，应黄体酮肌注每日一次，每次20mg；绒毛膜促性腺激素肌内注射，隔日一次，每次2000U；也可口服维生素E。②若经治疗症状不缓解或反而加重，则进行B超及血hCG测定，根据情况，给予相应处理。

病案(例)摘要41：

刘某，女，8岁。2018年1月9日初诊。

患儿2天前出现发热，鼻塞流涕，偶咳，自服感冒冲剂效果不佳，1天前发现皮肤皮疹，胸背部皮肤瘙痒，部分结痂。

查体：T 38.2℃，P 96次/分，R 24次/分。精神可，面红润，躯干部可见散在红色丘疹及疱疹，疱浆清亮，少许结痂，全身淋巴结无肿大，咽充血，双侧扁桃体Ⅰ度肿大，心肺未见异常，腹软，肝脾未触及。舌质淡，苔薄白，脉浮数。

辅助检查：血常规示白细胞4.6×10^9/L，中性粒细胞45%，淋巴细胞53%。

要求：根据上述摘要，在答题卡上完成书面分析。

【参考答案】

中医疾病诊断（2分）：水痘。

中医证候诊断（2分）：邪郁肺卫证。

西医诊断（2分）：水痘。

西医诊断依据（4分）：①患儿有发热，鼻塞流涕，咳嗽等前驱期症状。②躯干部可见散在红色丘疹及疱疹，疱浆清亮，少许结痂，全身淋巴结无肿大，咽充血，双侧扁桃体Ⅰ度肿大。③血常规示白细胞总数稍低。

中医治法（2分）：疏风清热，解毒利湿。

方剂（2分）：银翘散加减。

药物组成、剂量及煎服法（2分）：连翘30g，金银花30g，苦桔梗18g，薄荷18g（后下），淡竹叶12g，生甘草15g，荆芥穗12g，淡豆豉15g，牛蒡子18g。三剂，水煎服。日一剂，早晚分服。

西医治疗原则及方法（4分）：①对症治疗：胸背部瘙痒处应用炉甘石洗剂。②抗病毒治疗：若病情加重，应及早使用抗病毒药，首选阿昔洛韦。早期应用α-干扰素可促进疾病恢复。

病案(例)摘要 42：

孙某，女，45 岁，已婚，干部。2019 年 9 月 18 日初诊。

患者既往有右上腹反复疼痛病史。2 天前又出现右上腹疼痛，逐渐加重，今晨起出现畏寒发热而前来就诊。现症：右上腹硬满灼痛，痛而拒按，不能进食，大便干燥，小便黄赤，四肢厥冷。

查体：T 39.5℃，P 108 次/分，R 25 次/分，BP 110/60mmHg。神情淡漠，巩膜及皮肤黄染，上腹饱满，右上腹压痛拒按，可触及肿大的胆囊，墨菲征阳性。舌质红绛，苔黄燥，脉弦数。

辅助检查：血常规示白细胞 21.0×10^9/L，中性粒细胞 90%；肝功示血清总胆红素 86μmol/L，间接胆红素 36μmol/L，直接胆红素 50μmol/L。B 超示胆囊增大，胆囊壁增厚，不光滑，胆囊内多个强回声光团伴声影，胆总管扩张，远端梗阻。

要求：根据上述摘要，在答题卡上完成书面分析。

【参考答案】

中医疾病诊断（2分）：胁痛。

中医证候诊断（2分）：肝胆脓毒证。

西医诊断（2分）：胆石症（肝外胆管结石）。

西医诊断依据（4分）：①右上腹反复疼痛病史。②高热，心率、呼吸增快。巩膜及皮肤黄染，上腹饱满，右上腹压痛拒按，可触及肿大的胆囊，墨菲征阳性。③血常规示白细胞总数、中性粒细胞增高。肝功示血清总胆红素、间接胆红素、直接胆红素均增高。B超提示胆囊增大，胆囊壁增厚，不光滑。胆囊内多个强回声光团伴声影，胆总管扩张，远端梗阻。

中医治法（2分）：泻火解毒，养阴利胆。

方剂（2分）：茵陈蒿汤合黄连解毒汤加减。

药物组成、剂量及煎服法（2分）：茵陈18g，栀子12g，大黄6g（后下），黄连9g，黄芩6g，黄柏6g。三剂，水煎服。日一剂，早晚分服。

西医治疗原则及方法（4分）：①手术治疗：胆肠吻合术、胆囊切除术。②非手术治疗：解痉，止痛，消炎利胆，应用抗生素，纠正水、电解质紊乱及酸碱失衡等。

第二站 中医临证

第一部分 中医操作

一、中医望、闻、脉诊技术的操作

考查中医望、闻、脉诊技术的具体操作方法。每份试卷1题,每题10分,共10分。

1. 叙述并演示舌诊的操作方法,汇报诊查结果并说明其舌象特征及临床意义。

【参考答案】

①医者的姿势可略高于病人,保证视野平面略高于病人的舌面,以便俯视舌面。②注意光线必须直接照射于舌面,使舌面明亮,以便于正确进行观察。③先察舌质,再察舌苔。察舌质时先察舌色,再察舌形,次察舌态。察舌苔时,先察苔色,再察苔质,次察舌苔分布。对舌分部观察时,先看舌尖,再看舌中舌边,最后观察舌根部。④望舌时做到迅速敏捷,全面准确,时间不可太长,一般不宜超过30秒。若一次望舌判断不准确,可让病人休息3~5分钟后重新望舌。⑤对病人伸舌时不符合要求的姿势,医生应予以纠正。⑥当舌苔过厚,或者出现与病情不相符合的苔质、苔色时,为确定其有根、无根,或是否染苔等,可结合揩舌或刮舌法,也可直接询问患者在望舌前的饮食、服用药物等情况,以便正确判断。⑦望舌过程中还可穿插对舌部味觉、感觉等情况的询问,以便全面掌握舌诊资料。⑧观察舌下络脉:嘱病人尽量张口,舌尖向上腭方向翘起并轻轻抵于上腭,舌体自然放松,勿用力太过,使舌下络脉充分暴露。首先观察舌系带两侧大络脉的颜色、长短、粗细,有无怒张、弯曲等异常改变,然后观察周围细小络脉的颜色和形态有无异常。⑨舌象特征及临床意义应根据实际情况分析。

2. 叙述并演示脉诊的操作方法，汇报诊查结果并说明其脉象特征及临床意义。

【参考答案】

①患者体位：患者应取正坐位或仰卧位，前臂自然向前平展，与心脏置于同一水平，手腕伸直，手掌向上，手指微微弯曲，在腕关节下面垫一松软的脉枕。②医生指法：选指：用左手或右手的食指、中指和无名指三个手指指目诊察。诊脉者的手指指端要平齐，手指略呈弓形，与受诊者体表约呈45°为宜。布指：中指定关，先以中指按在掌后高骨内侧动脉处，然后食指按在关前定寸，无名指按在关后定尺。布指的疏密要与患者手臂长短与医生手指粗细相适应。定寸时可选取太渊穴所在位置，定尺时可考虑按寸到关的距离确定关到尺的长度以明确尺的位置。运指：运用指力的轻重、挪移及布指变化以体察脉象，常用的指法有举、按、寻、循、总按和单诊等，注意诊察患者的脉位（浮沉、长短）、脉次（至数与均匀度）、脉形（大小、软硬、紧张度等）、脉势（强弱与流利度）及左右手寸关尺各部表现。③平息：一方面医生保持呼吸调匀，清心宁神，可以自己的呼吸计算病人的脉搏至数，另一方面，平息有利于医生思想集中，可以仔细地辨别脉象。④切脉时间：一般每次诊脉每手应不少于1分钟，两手以3分钟左右为宜。诊脉时应注意每次诊脉的时间至少应在五十动。⑤脉象特征及临床意义应根据实际情况分析。

3. 叙述并演示望神的内容和意义。

【参考答案】

首先,应观察眼睛的明亮度;其次,应观察眼球的运动度。具体操作时医者可将食指竖立在患者眼前,并嘱患者眼睛随医者的食指做上下左右移动。若患者眼球移动灵活是有神的表现,反之,若移动迟钝或不能移动均为失神的表现。然后,观察患者思维意识是否正常,有无神志不清或模糊、昏迷或昏厥等。精神状态是否正常,有无精神不振、萎靡、烦躁、错乱等;观察患者面部表情是丰富自然还是淡漠无情,有无痛苦、呆钝等表现。最后得出患者得神、少神、失神或假神等结论。

4. 叙述并演示尺肤诊的操作方法。

【参考答案】

按尺肤时病人可采取坐位或仰卧位。诊左尺肤时,医生用右手握住病人上臂近肘处,左手握住病人手掌,同时向桡侧转前臂,使前臂内侧面向上平放,尺肤部充分暴露,医生用指腹或手掌平贴尺肤处并上下滑动来感觉尺肤的寒热、滑涩、缓急(紧张度)。诊右尺肤时,医生操作手法同上,左、右手置换位置,方向相反。

5. 叙述并演示望小儿食指络脉的检查方法。

【参考答案】

让家长抱小儿于光线明亮处,医生用左手拇指和食指握住小儿食指末端,以右手拇指在小儿食指掌侧前缘从指尖向指根部推擦数次,即从命关向气关、风关直推,络脉愈推愈明显,直至医者可以看清络脉为止,注意用力要适中,以络脉可以显见为宜。病重患儿,络脉十分显著,不推即可观察。观察络脉显现部位的浅深(浮沉)及所在食指的位置,络脉的形状(络脉支数的多少、络脉的粗细等)、色泽(红、紫、青、黑)及淡滞(浅淡、浓滞)。正常小儿食指络脉的表现是浅红微黄,隐现于风关之内,既不明显浮露,也不超出风关。对小儿异常食指络脉的观察,应注意其沉浮、颜色、长短、形状四个方面的变化。

6. 叙述并演示中医脉诊时对病人的体位要求。

【参考答案】

患者取正坐位或仰卧位,前臂自然向前平展,与心脏置于同一水平,手腕伸直,手掌向上,手指微微弯曲,在腕关节下面垫一松软的脉枕,使寸口部位充分伸展,局部气血畅通,便于诊察脉象。

二、针灸常用腧穴定位

考查针灸腧穴体表定位。本类考题与中医临床技术操作结合作答。每份试卷 1 题,每题 10 分,共 10 分。

三、中医临床技术操作

考查针灸、拔罐、推拿等临床技术操作。本类考题与针灸常用腧穴定位结合作答。每份试卷 1 题,每题 10 分,共 10 分。

1. 男性，30岁。眩晕1个月。拟取印堂、太冲等穴施治。

答题要求：叙述印堂、太冲的定位，并在被检者身上取穴；在模型上行提捏进针法刺印堂穴。

【参考答案】

印堂:在头部,两眉毛内侧端中间的凹陷中。

太冲:在足背,第1、2跖骨间,跖骨底结合部前方凹陷中,或触及动脉搏动。

提捏进针法:①印堂穴皮肤、医生双手常规消毒。②押手拇、食指轻轻提捏印堂穴近旁的皮肉,提捏的力度大小要适当。③刺手拇、食、中指三指指腹持针。④快速平刺0.3~0.5寸。

2. 女性，56 岁。便秘 2 天。拟取天枢、大肠俞等穴施治。

答题要求：叙述天枢、大肠俞的定位，并在被检者身上取穴；在模型上对大肠俞穴行温针灸。

【参考答案】

天枢：在腹部，横平脐中，前正中线旁开 2 寸。

大肠俞：在脊柱区，第 4 腰椎棘突下，后正中线旁开 1.5 寸。

温针灸：①准备艾卷或艾绒。截取 2cm 艾卷一段，将一端中心扎一小孔，深 1~1.5cm。也可选用艾绒，艾绒要柔软，易搓捏。②选取俯卧位，充分暴露大肠俞穴。③大肠俞穴常规消毒，直刺进针 0.8~1.2 寸，行针得气，将针留在 0.8~1.2 寸的深度。④将艾卷有孔的一端经针尾插套在针柄上，插牢，不可偏歪。或将少许艾绒搓捏在针尾上，要捏紧，不可松散，以免滑落，点燃施灸。⑤待艾卷或艾绒完全燃尽成灰时，将针稍倾斜，把艾灰掸落在容器中，每次可施灸 1~3 壮。⑥待针柄冷却后出针。

3. 女性，26岁。风疹反复发作3个月。拟取大椎、曲池等穴施治。
答题要求：叙述大椎、曲池的定位，并在被检者身上取穴；在模型上对大椎穴行刺络拔罐法。

【参考答案】

大椎：在脊柱区，第 7 颈椎棘突下凹陷中，后正中线上。

曲池：在肘区，尺泽与肱骨外上髁连线的中点处。

刺络拔罐法：①嘱患者取俯卧位，充分暴露大椎穴。②选择大小适宜的玻璃罐备用。③医者戴消毒手套，用碘伏消毒大椎穴处皮肤，持三棱针（或一次性注射针头）点刺局部，使之出血，或用皮肤针叩刺出血。④用闪火法留罐，留置 5~15 分钟后起罐。⑤起罐时不能迅猛，避免罐内污血喷射而污染周围环境。用消毒棉签清理皮肤上残存血液，清洗火罐后进行消毒处理。

4. 男性，33 岁。咽喉肿痛 2 个月。拟取风池、列缺等穴施治。

答题要求：叙述风池、列缺的定位，并在被检者身上取穴；在模型上行单手进针法刺列缺穴，并配合迎随泻法。

【参考答案】

风池:在颈后区,枕骨之下,胸锁乳突肌上端与斜方肌上端之间的凹陷中。

列缺:在前臂,腕掌侧远端横纹上1.5寸,拇短伸肌腱与拇长展肌腱之间,拇长展肌腱沟的凹陷中。

单手进针法、迎随泻法:①列缺穴处皮肤、医生双手常规消毒。②拇、食指持针,中指指腹抵住针身下段,使中指指端比针尖略长出或齐平。③中指指端紧抵列缺穴处皮肤。④拇、食指向下用力按压刺入,中指随之屈曲,进针时,针尖迎着经脉循行来的方向快速向肘部斜刺0.5~0.8寸,刺入时应保持针身直而不弯。

5. 女性，56 岁。急性腰扭伤 3 小时。拟取腰痛点、委中等穴施治。

答题要求：叙述腰痛点、委中的定位，并在被检者身上取穴；在模型上对委中穴行捻转泻法。

【参考答案】

腰痛点：在手背，第2、3掌骨间及第4、5掌骨间，腕背侧远端横纹与掌指关节的中点处，一手2穴。

委中：在膝后区，腘横纹中点。

捻转泻法：①直刺0.3~0.5寸，行针得气。②捻转角度大，频率快，用力重。结合拇指向后、食指向前（右转）用力为主。③反复捻转。④操作时间长。

6. 女性，33岁。咳嗽，鼻塞5天。拟取孔最、肺俞等穴施治。
答题要求：叙述孔最、肺俞的定位，并在被检者身上取穴；在模型上对孔最穴行刮法。

【参考答案】

孔最:在前臂前区,腕掌侧远端横纹上7寸,尺泽与太渊连线上。

肺俞:在脊柱区,第3胸椎棘突下,后正中线旁开1.5寸。

刮法:①直刺0.5~1.0寸。②用拇指指腹或食指指腹轻轻抵住针尾。③用食指指甲或拇指指甲或中指指甲频频刮动针柄。可由针根部自下而上刮,也可由针尾部自上而下刮,使针身产生轻度震颤。④反复刮动数次。

7. 女性,36 岁。月经不调 1 月余。拟取中极、三阴交等穴施治。

答题要求:叙述中极、三阴交的定位,并在被检者身上取穴;在模型上行舒张进针法刺中极穴。

【参考答案】

中极：在下腹部，脐中下 4 寸，前正中线上。

三阴交：在小腿内侧，内踝尖上 3 寸，胫骨内侧缘后际。

舒张进针法：①中极穴皮肤，医生双手常规消毒。②以押手拇、食指或食、中指把中极穴处皮肤向两侧轻轻撑开，使之绷紧，两指间的距离要适当。③刺手拇、食、中指三指指腹持针。④于押手两指间的腧穴处迅速直刺 1~1.5 寸。

8. 女性，40岁。胃痛4天。拟取内关、胃俞等穴施治。
答题要求：叙述内关、胃俞的定位，并在被检者身上取穴；在模型上行隔姜灸胃俞穴。

【参考答案】

内关：在前臂前区，腕掌侧远端横纹上2寸，掌长肌腱与桡侧腕屈肌腱之间。

胃俞：在脊柱区，第12胸椎棘突下，后正中线旁开1.5寸。

隔姜灸：①切取生姜片，每片直径2~3cm，厚0.2~0.3cm，中间以针刺数孔。②选取俯卧位，充分暴露胃俞穴。③将姜片置于胃俞穴上，把艾炷置于姜片中心，点燃艾炷尖端，任其自燃。④如患者感觉局部灼痛不可耐受，术者可用镊子将姜片一侧夹住端起，稍待片刻，重新放下再灸。⑤艾炷燃尽，除去艾灰，更换艾炷，依前法再灸。施灸数壮后，姜片焦干萎缩时，应更换新的姜片。⑥一般每穴灸6~9壮，至局部皮肤潮红而不起疱为度。灸毕去除姜片及艾灰。

9. 女性，25 岁。闭经 9 个月。拟取中极、关元等穴施治。

答题要求：叙述中极、关元的定位，并在被检者身上取穴；在模型上行舒张进针法刺关元穴，并配合捻转法。

【参考答案】

中极：在下腹部，脐中下 4 寸，前正中线上。

关元：在下腹部，脐中下 3 寸，前正中线上。

舒张进针法、捻转法：①关元穴皮肤、医生双手常规消毒。②以押手拇、食指或食、中指把关元穴处皮肤向两侧轻轻撑开，使之绷紧，两指间的距离要适当。③刺手拇、食、中指三指指腹持针。④于押手两指间的关元穴处迅速刺入 1~1.5 寸。⑤针身向前向后持续均匀来回捻转。要保持针身在关元穴基点上左右旋转运动。如此反复地捻转。

10. 男性，28 岁。便秘 1 周。拟取合谷、足三里等穴施治。

答题要求：叙述 合谷、足三里的定位，并在被检者身上取穴；在模型上行单手进针法刺足三里穴，并配合提插法。

【参考答案】

合谷：在手背，第 2 掌骨桡侧的中点处。

足三里：在小腿外侧，犊鼻下 3 寸，犊鼻与解溪连线上。

单手进针法、提插法：①足三里穴处皮肤、医生双手常规消毒。②拇、食指持针，中指指腹抵住针身下段，使中指指端比针尖略长出或齐平。③中指指端紧抵足三里穴处皮肤。④拇、食指向下用力按压刺入，中指随之屈曲，快速将针直刺 1~2 寸，刺入时应保持针身直而不弯。⑤反复地上提下插。

11. 男性，58岁。大便秘结5天。拟取支沟、照海等穴施治。
答题要求：叙述支沟、照海的定位，并在被检者身上取穴；在模型上行单手进针法刺照海穴。

【参考答案】

支沟：在前臂后区，腕背侧远端横纹上3寸，尺骨与桡骨间隙中点。

照海：在踝区，内踝尖下1寸，内踝下缘边际凹陷中。

单手进针法：①照海穴皮肤、医生双手常规消毒。②用拇、食指持针，中指指腹抵住针身下段，使中指指端比针尖略长出或齐平。③对准照海穴，中指指端紧抵腧穴皮肤。④拇、食指向下用力按压刺入，中指随之屈曲，快速将针直刺0.5~0.8寸。刺入时应保持针身直而不弯。

12. 女性，33 岁。皮肤瘙痒间歇性发作 1 月余。拟取血海、膈俞等穴施治。
答题要求：叙述血海、膈俞的定位，并在被检者身上取穴；在模型上行三棱针点刺膈俞穴。

【参考答案】

血海：在股前区，髌底内侧端上2寸，股内侧肌隆起处。

膈俞：在脊柱区，第7胸椎棘突下，后正中线旁开1.5寸。

三棱针法：①嘱患者取俯卧位，充分暴露膈俞穴。②医者戴消毒手套。③在膈俞穴及其周围，轻轻地推、揉、挤、捋，使局部充血。④膈俞穴处皮肤常规消毒。⑤医者用一手固定膈俞穴处皮肤，另一手持针，露出针尖3~5mm，对准膈俞穴快速刺入，迅速出针。一般刺入2~3mm。⑥轻轻挤压针孔周围，使之适量出血或出黏液。⑦用消毒干棉球按压针孔，可在膈俞穴处贴敷创可贴。

13. 男性，40岁。耳鸣耳聋伴遗精1个月。拟取太溪、肾俞等穴施治。

答题要求：叙述太溪、肾俞的定位，并在被检者身上取穴；在模型上行单手进针法刺太溪穴，并配合迎随补法。

【参考答案】

太溪:在踝区,内踝尖与跟腱之间的凹陷中。

肾俞:在脊柱区,第 2 腰椎棘突下,后正中线旁开 1.5 寸。

单手进针法、迎随补法:①太溪穴皮肤、医生双手常规消毒。②用拇、食指持针,中指指腹抵住针身下段,使中指指端比针尖略长出或齐平。③对准太溪穴,中指指端紧抵腧穴皮肤。④拇、食指向下用力按压刺入,中指随之屈曲,快速将针随着足少阴肾经循行的方向刺入 0.5~0.8 寸。刺入时应保持针身直而不弯。

14. 女性，42 岁。咽喉肿痛 10 天。拟取大椎、外关等穴施治。
答题要求：叙述大椎、外关的定位，并在被检者身上取穴；在模型上行温和灸外关穴。

【参考答案】

大椎：在脊柱区，第 7 颈椎棘突下凹陷中，后正中线上。

外关：在前臂后区，腕背侧远端横纹上 2 寸，尺骨与桡骨间隙中点。

温和灸：①选取仰卧位，充分暴露外关穴。②选用纯艾卷，将其一端点燃。③术者手持艾卷的中上部，将艾卷燃烧端对准外关穴，距腧穴皮肤 2~3cm 进行熏烤，艾卷与施灸处皮肤的距离应保持相对固定。④灸至局部皮肤出现红晕，有温热感而无灼痛为度，一般每穴灸 10~15 分钟。⑤灸毕熄灭艾火。

第二部分 病史采集

围绕主诉,采集现病史及相关病史。每份试卷 1 题,每题 10 分,共 10 分。

1. 患者，女，18岁。恶寒、发热1天。

【参考答案】

(1) 现病史

1) 根据主诉了解从发病到就诊前疾病的发生、发展变化、诊治经过及相关的鉴别诊断。

①询问发病时间、起病缓急、病因和诱因。

②了解恶寒发热的程度、持续时间、加重与缓解因素。

③是否有头痛、咳嗽、咽痒、流涕等伴随症状,询问饮食、睡眠及二便、腹部体征等情况。

④结合中医十问了解目前疾病的情况。

2) 诊疗经过

①是否到医院诊治,是否做过血常规、病毒分离等检查。

②用过何种药物治疗,效果如何。

(2) 相关病史

1) 与该病有关的其他病史:传染病患者接触史、预防接种史、月经史等。

2) 食物、药物过敏史。

2. 患者，女，32岁。小便频急刺痛时作2年，发作3天。

【参考答案】

(1) 现病史

1) 根据主诉了解从发病到就诊前疾病的发生、发展变化、诊治经过及相关的鉴别诊断。

①询问发病时间、起病缓急、病因和诱因。

②了解尿频、尿急、尿痛等症的持续时间、加重与缓解因素。

③是否有恶寒、发热、头痛、腰痛、腹痛、全身疼痛、血尿及恶心、呕吐等伴随症状，询问饮食、睡眠、二便及腹部体征等情况。

④结合中医十问了解目前疾病的情况。

2) 诊疗经过

①是否到医院诊治，是否做过血常规、尿液检查、尿细菌学检查、影像学检查等。

②用过何种药物治疗，效果如何。

(2) 相关病史

1) 与该病有关的其他病史：肾结核、肾结石等。

2) 食物、药物过敏史。

3. 患者，女，10岁。牙龈出血2周，加重1天。

【参考答案】

(1) 现病史

1) 根据主诉了解从发病到就诊前疾病的发生、发展变化、诊治经过及相关的鉴别诊断。

①询问发病时间、病因和诱因。
②了解牙龈出血的程度、持续时间、加重与缓解因素。
③是否有全身瘀点、瘀斑、呕血等症状,询问饮食、睡眠、二便及腹部体征等情况。
④结合中医十问了解目前疾病的情况。

2) 诊疗经过

①是否到医院诊治,是否做过血常规、骨髓象等检查。
②用过何种药物治疗,效果如何。

(2) 相关病史

1) 与该病有关的其他病史:上呼吸道感染、自身免疫系统病等。
2) 食物、药物过敏史。

4. 患者，男，45岁。关节红肿疼痛1年，加重伴发热1周。

【参考答案】

(1) 现病史

1) 根据主诉了解从发病到就诊前疾病的发生、发展变化、诊治经过及相关的鉴别诊断。

①询问发病时间、病因和诱因。

②了解灼痛的部位、程度、持续时间、加重与缓解因素。

③是否有乏力、体重下降等伴随症状,询问饮食、睡眠及二便等情况。

④结合中医十问了解目前疾病的情况。

2) 诊疗经过

①是否到医院诊治,是否做过 X 线、CT 等检查。

②用过何种药物治疗,效果如何。

(2) 相关病史

1) 与该病有关的其他病史:痛风、滑膜炎等。

2) 食物、药物过敏史。

5. 患者,女,45岁。反复胃痛2个月,遇寒加重。

【参考答案】

(1) 现病史

1) 根据主诉了解从发病到就诊前疾病的发生、发展变化、诊治经过及相关的鉴别诊断。

①询问发病时间、起病缓急、病因和诱因。

②了解疼痛的性质（刺痛、钝痛、隐痛等）、部位、持续时间、诱发与缓解因素，有无放射痛。

③是否有恶心、呕吐、嗳气、反酸、嘈杂、发热、消瘦等伴随症状，询问饮食、睡眠及二便情况。

④结合中医十问了解目前疾病的情况。

2) 诊疗经过

①是否到医院诊治，是否做过钡餐、胃镜等检查。

②用过何种药物治疗，效果如何。

(2) 相关病史

1) 与该病有关的其他病史：既往类似发作史、肝炎史、胆囊炎史；家族史等。

2) 药物、食物过敏史。

6. 患者,女,35岁。反复眩晕1年,加重3天。

【参考答案】

(1) 现病史

1) 根据主诉了解从发病到就诊前疾病的发生、发展变化、诊治经过及相关的鉴别诊断。

①询问发病时间、起病缓急、病因和诱因。

②了解眩晕的程度、持续时间、加重与缓解因素。

③是否有头痛、颈项板紧、疲劳、心悸等伴随症状,询问饮食、睡眠、二便等情况。

④结合中医十问了解目前疾病的情况。

2) 诊疗经过

①是否到医院诊治,是否做过血生化、心电图、脑电图等检查。

②用过何种药物治疗,效果如何。

(2) 相关病史

1) 与该病有关的其他病史:高血压、低血糖、脑动脉硬化症、月经史、既往生育史等。

2) 食物、药物过敏史。

7. 患者,男,35 岁。咳嗽,咽痛,咳黄痰 3 天。

【参考答案】

(1) 现病史

1) 根据主诉了解从发病到就诊前疾病的发生、发展变化、诊治经过及相关的鉴别诊断。

①询问发病时间、起病缓急、病因和诱因。

②了解咳嗽的程度、持续时间、加重与缓解因素。

③是否有头痛、发热、乏力、胸闷、腹痛等伴随症状,询问饮食、睡眠及二便情况。

④结合中医十问了解目前疾病的情况。

2) 诊疗经过

①是否到医院诊治,是否做过肺部 X 线、肺功能等检查。

②用过何种药物治疗,效果如何。

(2) 相关病史

1) 与该病有关的其他病史:伤寒、流行性感冒等。

2) 药物、食物过敏史,烟酒史。

8. 患者，女，26岁。咯血、潮热、盗汗1个月。

【参考答案】

(1) 现病史

1) 根据主诉了解从发病到就诊前疾病的发生、发展变化、诊治经过及相关的鉴别诊断。

①询问发病时间、起病缓急、病因和诱因。

②了解咯血、潮热、盗汗的程度、持续时间、加重与缓解因素。

③是否有消瘦、乏力、食欲不振、呼吸困难、胸痛等伴随症状,询问饮食、睡眠、二便及体重变化等情况。

④结合中医十问了解目前疾病的情况。

2) 诊疗经过

①是否到医院诊治,是否做过结核分枝杆菌、胸部 X 线等检查。

②用过何种药物治疗,效果如何。

(2) 相关病史

1) 与该病有关的其他病史:与排菌肺结核患者密切接触史、卡介苗接种史、其他慢性肺部疾病史、月经史、既往生育史。

2) 食物、药物过敏史。

9. 患者，男，28岁。转移性右下腹疼痛2天。

【参考答案】

（1）现病史

1）根据主诉了解从发病到就诊前疾病的发生、发展变化、诊治经过及相关的鉴别诊断。

①询问发病时间、起病缓急、病因和诱因。

②了解腹痛的性质、程度、持续时间、加重与缓解因素。

③是否有恶心呕吐、发热、头晕、头痛、乏力等伴随症状，询问饮食、睡眠、二便及腹部体征情况。

④结合中医十问了解目前疾病的情况。

2）诊疗经过

①是否到医院诊治，是否做过血常规、尿常规、钡灌肠等检查。

②用过何种药物治疗，效果如何。

（2）相关病史

1）与该病有关的其他病史：泌尿系结石病史、胃及十二指肠溃疡病史、饮食史、烟酒史等。

2）食物、药物过敏史。

10. 患者，女，30岁。产后3天，寒战高热2小时。

【参考答案】

(1) 现病史

1) 根据主诉了解从发病到就诊前疾病的发生、发展变化、诊治经过及相关的鉴别诊断。

①询问发病时间、起病缓急、病因和诱因。

②了解发热的性质(稽留热、弛张热、间歇热等)、程度、持续时间、加重与缓解因素。

③是否有头痛、呕吐或昏迷、关节痛等伴随症状,询问饮食、睡眠、二便、腹部体征等情况。

④结合中医十问了解目前疾病的情况。

2) 诊疗经过

①是否到医院诊治,是否做过 B 超、CT 等检查。

②用过何种药物治疗,效果如何。

(2) 相关病史

1) 与该病有关的其他病史:月经史、既往生育史、感染病史等。

2) 食物、药物过敏史。

11. 患儿，男，1岁。大便次数增多1天。

【参考答案】

(1) 现病史

1) 根据主诉了解从发病到就诊前疾病的发生、发展变化、诊治经过及相关的鉴别诊断。

①询问发病时间、起病缓急、病因和诱因。

②了解每日大便的性质、次数、加重与缓解因素。

③是否有呕吐、食欲低下、尿少、眼窝凹陷等伴随症状,询问饮食、睡眠及腹部体征情况。

④结合中医十问了解目前疾病的情况。

2) 诊疗经过

①是否到医院诊治,是否做过大便常规、血常规、大便培养等检查。

②用过何种药物治疗,效果如何。

(2) 相关病史

1) 与该病有关的其他病史:过敏性腹泻史、肠炎史、喂养史、感染病史等。

2) 食物、药物过敏史。

12. 患者，男，40岁。颈肩部疼痛，活动受限1年。

【参考答案】

(1) 现病史

1) 根据主诉了解从发病到就诊前疾病的发生、发展变化、诊治经过及相关的鉴别诊断。

①询问发病时间、起病缓急、病因和诱因。
②了解疼痛的性质(刺痛、酸痛、胀痛)、程度、持续时间、加重与缓解因素。
③是否有头痛、头晕、眼花、耳鸣等伴随症状,询问饮食、睡眠及二便情况。
④结合中医十问了解目前疾病的情况。

2) 诊疗经过

①是否到医院诊治,是否做过 X 线、MRI 等检查。
②用过何种药物治疗,效果如何。

(2) 相关病史

1) 与该病有关的其他病史:肩周炎、颈椎外伤等。
2) 药物、食物过敏史,烟酒史。

第三部分 中医临床答辩

一、疾病的辨证施治

考查疾病的病证鉴别、诊断依据、辨证要点、治疗原则、证治分类等。本类考题与本部分第二、三、四考题 4 选 1 抽题作答,每题 5 分,共 5 分。

1. 叙述假神的临床意义,疾脉的脉象特征。

【参考答案】

假神的临床意义：提示脏腑精气耗竭殆尽，正气将绝，阴不敛阳，虚阳外越，阴阳即将离决，属病危。常见于临终之前，为死亡的预兆。故古人比喻为回光返照、残灯复明。

疾脉的脉象特征：脉来急疾，一息七八至。

2. 叙述崩漏的治疗原则及治崩三法。

【参考答案】

崩漏的治疗，应根据病情的缓急轻重、出血的久暂，采用"急则治其标，缓则治其本"的原则，灵活运用"塞流""澄源""复旧"三法。

3. 患者，女，34岁。不易入睡，多梦易醒，心悸健忘，神疲食少，伴头晕目眩，四肢倦怠，腹胀便溏，面色少华，舌淡苔薄，脉细无力。请根据症状做出疾病、证型诊断，并拟出治法、方药。

【参考答案】

疾病诊断：不寐。

证型诊断：心脾两虚证。

治法：补益心脾，养血安神。

方药：归脾汤加减。

4. 患者，女，56岁。眩晕，动则加剧，劳累即发，神疲懒言，气短声低，面白少华，心悸失眠，纳减，畏寒肢冷，唇甲淡白，舌质淡胖嫩，边有齿印，苔少，脉虚大。请根据症状做出疾病、证型诊断，并拟出治法、方药。

【参考答案】
疾病诊断：眩晕。
证型诊断：气血亏虚证。
治法：补益气血，调养心脾。
方药：归脾汤加减。

5. 叙述水肿的治疗原则和阴水、阳水的治法。

【参考答案】

水肿的治疗,《素问·汤液醪醴论》提出"开鬼门""洁净府""去菀陈莝"三条基本原则,具体应用视阴阳虚实不同而异。阳水以祛邪为主,应予发汗、利水或攻逐,同时配合清热解毒、理气化湿等法;阴水当以扶正为主,健脾、温肾,同时配以利水、养阴、活血、祛瘀等法。对于虚实夹杂者,则当兼顾,或先攻后补,或攻补兼施。

二、针灸常用腧穴主治病证

考查针灸常用腧穴的主治病证。本类考题与本部分第一、三、四考题 4 选 1 抽题作答，每题 5 分，共 5 分。

1. 回答神门、太冲的主治病证。

【参考答案】

神门：①心痛、心烦、惊悸、怔忡等心疾；②健忘、不寐、痴呆、癫狂痫等神志病证；③胸胁痛。

太冲：①中风、癫狂痫、小儿惊风、头痛、眩晕、口眼歪斜等内风所致病证；②目赤肿痛、口歪、咽痛、青盲、耳鸣、耳聋等头面五官热性病证；③月经不调、痛经、崩漏、难产等妇科病证；④黄疸、胁痛、腹胀、呕逆等肝胃病证；⑤下肢痿痹，足跗肿痛。

2. 回答悬钟、膈俞的主治病证。

【参考答案】

悬钟：①中风、颈椎病、腰椎病等骨、髓病；②颈项强痛，偏头痛，咽喉肿痛；③胸胁胀痛；④下肢痿痹，脚气。

膈俞：①胃痛；②呕吐、呃逆、气喘等上逆之证；③贫血、吐血、便血等血证；④瘾疹、皮肤瘙痒等皮肤病证；⑤潮热、盗汗等阴虚证。

3. 回答后溪、丰隆的主治病证。

【参考答案】

后溪：①头项强痛、腰背痛、手指及肘臂挛痛等；②耳聋、目赤、咽喉肿痛等五官病证；③癫狂痫等神志病证；④疟疾。

丰隆：①头痛、眩晕等头部病证；②癫狂；③咳嗽、哮喘、痰多等肺系病证；④下肢痿痹。

4. 回答足三里、内关的主治病证。

【参考答案】

足三里：①胃痛、呕吐、肠痈、腹胀、腹泻、痢疾、便秘等胃肠病证；②膝痛、下肢痿痹、中风瘫痪等下肢病证；③不寐、癫狂等神志病；④乳痈；⑤气喘，痰多；⑥虚劳诸证，为强壮保健要穴。

内关：①心痛、胸闷、心悸等心胸病证；②胃痛、呕吐、呃逆等胃腑病证；③中风，眩晕，偏头痛；④不寐、郁证、癫狂痫等神志病证；⑤胁痛，胁下痞块，肘臂挛痛。

5. 回答阳陵泉、气海的主治病证。

【参考答案】

阳陵泉：①黄疸、胁痛、口苦、呕吐等胆腑病证；②膝髌肿痛、下肢痿痹、肩痛等筋病；③小儿惊风。

气海：①中风脱证、虚劳羸瘦、脱肛、阴挺等气虚病证；②水谷不化、绕脐疼痛、泄泻、便秘等肠腑病证；③癃闭、遗尿等泌尿系病证；④遗精、阳痿、疝气、不育等男科病证；⑤月经不调、痛经、闭经、崩漏、带下、不孕等妇科病证；⑥保健要穴。

6. 回答肩髃、条口的主治病证。

【参考答案】

肩髃：①肩痛不举，上肢不遂；②瘰疬；③瘾疹。

条口：①下肢痿痹、跗肿、转筋等下肢病证；②肩臂痛；③脘腹疼痛。

三、针灸异常情况处理

考查针灸异常情况的处理步骤和注意事项。本类考题与本部分第一、二、四考题 4 选 1 抽题作答，每题 5 分，共 5 分。

1. 叙述针刺导致创伤性气胸的处理方式。

【参考答案】

①立即出针,并让患者采取半卧位休息,切勿翻转体位。②安慰患者以消除其紧张恐惧心理。③必要时请相关科室会诊。④根据不同的病情程度采用不同的处理方法:漏气量少者,可自行吸收。要密切观察病情,随时对症处理,酌情给予吸氧、镇咳、抗感染等治疗;病情严重者,应及时组织抢救,可采用胸腔闭式引流排气等救治。

2. 叙述晕针的处理方式。

【参考答案】

①立即停针、起针。②平卧、宽衣、保暖。③症状轻者静卧休息,给予温开水或糖水,即可恢复。④在上述处理的基础上,可针刺人中、素髎、内关、涌泉、足三里等穴,或温灸百会、气海、关元等。尤其是艾灸百会,对晕针有较好的疗效,可用艾条于百会穴上悬灸,至知觉恢复,症状消退。⑤经以上处理,仍不省人事,呼吸细微,脉细弱者,要及时配合现代急救处理措施,如人工呼吸等。轻者,经前三个步骤处理即可渐渐恢复;重者,应及时进行后两个步骤。

3. 叙述断针的处理方式。

【参考答案】

(1) 嘱患者不要惊慌乱动,令其保持原有体位,以免针体向肌肉深层陷入。

(2) 根据针体残端位置的不同采用不同的方法将针取出:①若针体残端尚有部分露在体外,可用手或镊子取出;②若残端与皮肤面相平或稍低,尚可见到残端时,可用手向下挤压针孔两旁皮肤,使残端露出体外,再用镊子取出;③若断针残端全部没入皮内,但距离皮下不远,而且断针下还有强硬的组织(如骨骼)时,可由针旁外面向下轻压皮肤,利用该组织将针顶出;④若断针下面为软组织,可将该部肌肉捏住,将断针残端向上托出;⑤断针完全陷没在皮肤之下,无法取出者,应在X线下定位,手术取出;⑥如果断针在重要脏器附近,或患者有不适感觉及功能障碍时,应立即采取外科手术方法处理。

4. 叙述因病人精神紧张，局部肌肉过度收缩所致滞针的处理方式。

【参考答案】
①适当延长留针时间。②在滞针穴位附近,运用循按或弹柄法。③在附近再刺一针。

5. 叙述拔罐引发水疱的处理方式。

【参考答案】

①局部出现小水疱，只要注意不擦破，可任其自然吸收。②如水疱较大，对局部皮肤严格消毒后，可用消毒的三棱针或粗毫针刺破水疱，放出水液，或用无菌的一次性注射器针抽出水液，再涂以烫伤油等，并以纱布包敷，每日更换药膏1次，直至结痂。注意不要擦破疱皮。

四、常见急性病症的针灸治疗

考查针灸治疗常见急性病症的治法、主穴、配穴等内容。本类考题与本部分第一、二、三考题 4 选 1 抽题作答,每题 5 分,共 5 分。

1. 叙述针灸治疗哮喘实证的主穴，痰热阻肺证的配穴。

【参考答案】
主穴：列缺、尺泽、肺俞、中府、定喘。
配穴：痰热阻肺配丰隆、曲池。

2. 叙述针灸治疗急性腰扭伤的治法、配穴。

【参考答案】

治法：祛瘀消肿，舒筋通络。取扭伤局部腧穴为主。

配穴：腰部取阿是穴、大肠俞、腰痛点、委中。

3. 叙述针灸治疗偏头痛的治法、主穴。

【参考答案】

治法：疏泄肝胆，通经止痛。取手足少阳、足厥阴经穴以及局部穴为主。

主穴：率谷、阿是穴、风池、外关、足临泣、太冲。

4. 叙述针灸治疗呕吐寒邪客胃证的治法、选穴。

【参考答案】

治法：和胃理气，降逆止呕。取胃的募穴及足阳明、手厥阴经穴为主。

主穴：中脘、胃俞、足三里、内关。

配穴：寒邪客胃配上脘、公孙。

5. 叙述针灸治疗牙痛的主穴，胃火牙痛的配穴。

【参考答案】
主穴:合谷、颊车、下关。
配穴:胃火牙痛配内庭、二间。

6. 叙述针灸治疗晕厥实证的主穴、配穴。

【参考答案】

主穴:水沟、百会、内关、涌泉。

配穴:实证配合谷、太冲。

第三站　西医临床

第一部分　体格检查

考查西医体格检查的具体操作方法。每份试卷 1 题,每题 10 分,共 10 分。

1. 演示血压测量、巴宾斯基征的检查方法。

【参考答案】

(1) 血压测量：被检查者安静休息至少 5 分钟，采取坐位或仰卧位，裸露右上臂，伸直并外展 45°，肘部置于与右心房同一水平（坐位平第 4 肋软骨，仰卧位平腋中线）。让受检者脱下该侧衣袖，露出手臂，将袖带平展地缚于上臂，袖带下缘距肘窝横纹 2~3cm，松紧适宜。检查者先于肘窝处触知肱动脉搏动，一手将听诊器体件置于肱动脉上，轻压听诊器体件，另一手执橡皮球，旋紧气囊旋钮向袖带内边充气边听诊，待动脉音消失，再将汞柱升高 20~30mmHg，开始缓慢（2~6mmHg/s）放气，听到第一个声音时所示的压力值是收缩压；继续放气，声音消失时血压计上所示的压力值是舒张压（个别声音不消失者，可采用变音值作为舒张压并加以注明）。测压时双眼平视汞柱表面，根据听诊结果读出血压值。间隔 1~2 分钟重复测量，取两次读数的平均值。测量完毕后将袖带解下、排气，平整地放入血压计盒内，将血压计汞柱向右侧倾斜 45°，使管中水银完全进入水银槽后，关闭汞柱开关和血压计。

(2) 巴宾斯基征：嘱被检者仰卧，下肢伸直，左手握其踝部，右手用钝尖物，沿足底外侧从后向前划至小趾根部，再转向踇趾侧。正常表现为足趾向跖面屈曲，称巴宾斯基征阴性。如出现踇趾背伸，其余四趾呈扇形展开，称巴宾斯基征阳性。

2. 演示语音震颤、对光反射的检查方法。

【参考答案】

（1）语音震颤：检查者将两手掌或手掌尺侧缘平置于被检查者胸壁的对称部位，嘱其用同样强度重复拉长音发"yi"音，自上而下，从内到外，两手交叉，比较两侧相同部位语颤是否相同，注意有无增强或减弱。

（2）对光反射：用手电筒照射瞳孔，观察其前后的反应变化，正常人受照射光刺激后，双侧瞳孔立即缩小，移开照射光后双侧瞳孔随即复原。对光反射分为：①直接对光反射，即电筒光直接照射一侧瞳孔，该侧瞳孔立即缩小，移开光线后瞳孔迅速复原。②间接对光反射，即用手隔开双眼，电筒光照射一侧瞳孔后，另一侧瞳孔也立即缩小，移开光线后瞳孔迅速复原。

3. 演示甲状腺侧叶后面触诊、心脏听诊的检查方法。

【参考答案】

（1）甲状腺侧叶后面触诊：一手食、中指施压于一侧甲状软骨，将气管推向对侧，另一手拇指在对侧胸锁乳突肌后缘向前推挤甲状腺，食、中指在其前缘触诊甲状腺，配合吞咽动作，重复检查。用同样方法检查另一侧甲状腺。

（2）心脏听诊：被检者取坐位或仰卧位。听诊位置：①二尖瓣区：位于心尖搏动最强处。②主动脉瓣区：位于胸骨右缘第2肋间，主动脉瓣狭窄时的收缩期杂音在此区最响。③主动脉瓣区第二听诊区：位于胸骨左缘第3、4肋间，主动脉瓣关闭不全时的舒张期杂音在此区最响。④肺动脉瓣区：在胸骨左缘第2肋间。⑤三尖瓣区：位于胸骨左缘第4、5肋间。听诊顺序：从心尖区开始，逆时针方向依次进行，即：二尖瓣区→肺动脉瓣区→主动脉瓣区→主动脉瓣第二听诊区→三尖瓣区。听诊内容：心率、心律、心音、心脏杂音。

4. 演示淋巴结的触诊顺序、拉塞格征的检查方法。

【参考答案】

(1) 淋巴结的触诊顺序：耳前、耳后、乳突区、枕骨下区、颌下、颏下、颈后三角、颈前三角、锁骨上窝、腋窝、滑车上、腹股沟、腘窝等。检查时如发现有肿大的淋巴结，应记录其部位、数目、大小、质地、移动度，表面是否光滑，有无粘连，局部皮肤有无红肿、压痛和波动，是否有瘢痕、溃疡和瘘管等。

(2) 拉塞格征：被检查者取仰卧位，双下肢伸直，检查者一手压在被检查者一侧膝关节上，使下肢保持伸直，另一手将该下肢抬起，正常可抬高70°以上，如不到30°即出现由上而下的放射性疼痛为阳性。以同样的方法再检查另一侧。

5. 演示气管、膝反射的检查方法。

【参考答案】

(1) 气管：让被检查者取坐位或仰卧位，头颈部保持自然正中位置，医师分别将右手的食指和无名指置于两侧胸锁关节上，中指在胸骨上切迹部位，置于气管正中，观察中指是否在食指和无名指的中间，如两侧距离不等，则表示有气管移位。也可将中指置于气管与两侧胸锁乳突肌之间的间隙内，根据两侧间隙是否相等宽来判断气管有无移位。

(2) 膝反射：被检查者取坐位，小腿完全松弛下垂，或让被检查者取仰卧位，医师在其腘窝处托起下肢，使髋、膝关节屈曲，右手用叩诊锤叩击髌骨下方之股四头肌肌腱，正常反应为股四头肌收缩，小腿伸展。反射中枢在腰髓2~4节。

6. 演示腹壁反射、肱二头肌反射的检查方法。

【参考答案】

（1）腹壁反射：嘱被检查者仰卧，两下肢稍屈曲，腹壁放松，医师用钝头竹签分别沿肋缘下（胸髓7~8节）、脐水平（胸髓9~10节）及腹股沟上（胸髓11~12节）的方向，由外向内轻划两侧腹壁皮肤（即上、中、下腹壁反射），正常反应为受刺激部位出现腹肌收缩。

（2）肱二头肌反射：医师以左手托扶被检查者屈曲的肘部，将拇指置于肱二头肌肌腱上，右手用叩诊锤叩击左手拇指指甲，正常反应为肱二头肌收缩，前臂快速屈曲。反射中枢在颈髓5~6节。

7. 演示鼻窦、心脏叩诊的检查方法。

【参考答案】

(1) 鼻窦：检查额窦压痛时，一手固定被检查者枕部，另一手拇指或食指置于眼眶上缘内侧，用力向后上方按压，两侧分别进行；或双手固定于被检查者双侧耳后，双手拇指分别置于两侧眼眶上缘内侧，向后上方按压。检查上颌窦压痛时，双手拇指置于被检查者颧部，其余手指分别置于被检查者的两侧耳后，固定其头部，双拇指向后方按压。检查筛窦压痛时，双手固定被检查者两侧耳后，双手拇指分别置于鼻根部与眼内眦之间，向后方按压。蝶窦因位置较深，不能在体表进行检查。

(2) 心脏叩诊：被检者取仰卧位时，检查者立于被检者右侧，左手叩诊板指与肋间平行。被检者取坐位时，宜保持上半身直立姿势，平稳呼吸，检查者面对被检查者，左手叩诊板指与肋骨垂直。先叩左界，从心尖搏动最强点外 2~3cm 处开始，沿肋间由外向内，叩诊音由清音变浊音时翻转板指，在板指中点相应的胸壁处用标记笔作一标记。如此自下而上，叩至第 2 肋间，分别标记。叩右界时，先沿右锁骨中线，自上而下，叩诊音由清音变浊音时为肝上界。然后，于其上肋间（一般为第 4 肋间）由外向内叩出浊音点，继续向上，分别于第 3、第 2 肋间叩出浊音点，并标记。用直尺测量左锁骨中线与前正中线间的垂直距离，以及左右心界各标记的浊音点距前正中线的垂直距离，并记录。

8. 演示霍夫曼征、脾脏触诊的检查方法。

【参考答案】

（1）霍夫曼征：检查者用左手托住被检者腕部，用右手食指和中指夹持被检者中指，稍向上提，使其腕部处于轻度过伸位，用拇指快速弹刮被检者中指指甲。引起其余四指掌屈反应为阳性。

（2）脾脏触诊：脾脏明显肿大而位置较表浅时，用单手浅部触诊即可触及。如肿大的脾脏位置较深，则用双手触诊法进行检查。被检者取仰卧位，双腿稍屈曲，医师位于被检者右侧，将左手绕过其腹部前方，手掌置于其左腰部第 9~11 肋处，将脾从后向前托起。右手掌平放于脐部，与左肋弓成垂直方向，随被检者腹式呼吸运动，由下向上逐渐移近左肋弓，直到触及脾缘或左肋缘为止。脾脏轻度肿大而仰卧位不易触及时，可嘱被检者改为右侧卧位，右下肢伸直，左下肢屈髋、屈膝，用双手触诊较易触及。触及脾脏后应注意其大小、质地、表面形态、有无压痛及摩擦感等。

9. 演示移动性浊音、肱三头肌反射的检查方法。

【参考答案】

(1) 移动性浊音:当腹腔内有较多游离液体(在 1000mL 以上)时,如患者仰卧位,液体因重力作用多积聚于腹腔低处,含气的肠管漂浮其上,故叩诊腹中部呈鼓音,腹部两侧呈浊音;检查者自腹中部脐水平面开始向患者左侧叩诊,由鼓音变为浊音时,板指固定不动,嘱患者右侧卧位,再度叩诊,如呈鼓音,表明浊音移动。同样方法向右侧叩诊,叩得浊音后嘱患者左侧卧位,核实浊音是否移动。这种因体位不同而出现浊音区变动的现象,称移动性浊音阳性。

(2) 肱三头肌反射:嘱被检者半屈肘关节,上臂稍外展,医师用左手托其肘部,右手用叩诊锤直接叩击尺骨鹰嘴突上方的肱三头肌肌腱附着处,正常反应为肱三头肌收缩,前臂伸展。反射中枢为颈髓 6~7 节。

10. 演示布鲁津斯基征、单手肝脏触诊的检查方法。

【参考答案】

(1) 布鲁津斯基征：被检者仰卧，双下肢伸直，检查者左手托其枕部，右手置于胸前，使颈部前屈，如出现两膝关节和髋关节同时屈曲为阳性。

(2) 单手肝脏触诊：检查时被检者取仰卧位，双腿稍屈曲，使腹壁松弛，医师位于被检者右侧，将右手掌平放于被检者右侧腹壁上，腕关节自然伸直，四指并拢，掌指关节伸直，以食指前端的桡侧或食指与中指指端对着肋缘，自髂前上棘连线水平，分别沿右锁骨中线、前正中线自下而上触诊。被检者吸气时，右手随腹壁隆起抬高，但上抬速度要慢于腹壁的隆起，并向季肋缘方向触探肝缘。呼气时，腹壁松弛并下陷，触诊手应及时向腹深部按压，如肝脏肿大，则可触及肝下缘从手指端滑过。若未触及，则反复进行，直至触及肝脏或肋缘。

11. 演示阑尾炎压痛与反跳痛、墨菲征的检查方法。

【参考答案】

(1) 阑尾炎压痛与反跳痛:阑尾点又称麦氏点,位于右髂前上棘与脐连线外 1/3 与中 1/3 交界处。触诊时,由浅入深进行按压,如发生疼痛,称为压痛。检查到压痛后,手指稍停片刻,使压痛感趋于稳定,然后将手突然抬起,此时如患者感觉腹痛骤然加剧,并有痛苦表情,称为反跳痛。

(2) 墨菲征:正常胆囊不能触及。急性胆炎时,胆囊肿大未到肋缘以下,医师将左手掌平放于患者右胸下部,以左手拇指指腹用适度压力钩压右肋缘下腹直肌外缘处,然后嘱患者缓慢深吸气。此时发炎的胆囊下移时碰到用力按压的拇指引起疼痛,患者因疼痛而突然屏气,这一现象称为墨菲征阳性,又称胆囊触痛征。

12. 演示肝浊音界叩诊、脊柱压痛的检查方法。

【参考答案】

（1）肝浊音界叩诊：肝脏叩诊时用间接叩诊法，被检者取仰卧位。一般是沿右锁骨中线、右腋中线和右肩胛线由肺区往下叩向腹部，当清音转为浊音时，即为肝上界，此处相当于被肺遮盖的肝顶部，故又称肝相对浊音界；再往下轻叩 1~2 肋间，由浊音转为实音时，此处肝脏不被肺遮盖，直接贴近胸壁，称肝绝对浊音界。确定肝下界时，由腹部鼓音区沿右锁骨中线或前正中线向上叩，当鼓音转为浊音处即是。体形匀称型者，正常肝上界在右锁骨中线上第 5 肋间，下界位于右季肋下缘。两者之间的距离为肝上下径，为 9~11cm；在右腋中线上肝上界在第 7 肋间，下界相当于第 10 肋骨水平；在右肩胛线上，肝上界为第 10 肋间，下界不易叩出。瘦长型者肝上下界均可低一个肋间，矮胖型者则可高一个肋间。

（2）脊柱压痛：检查有无脊柱压痛时，嘱被检者取端坐位，身体稍向前倾。医师以右手拇指从枕骨粗隆开始自上而下逐个按压脊椎棘突及椎旁肌肉，正常时每个棘突及椎旁肌肉均无压痛。胸、腰椎病变，如结核、椎间盘突出、外伤或骨折时，相应的脊椎棘突有压痛。椎旁肌肉有压痛，多为腰背肌纤维炎或劳损。

13. 演示桡骨骨膜反射、凯尔尼格征的检查方法。

【参考答案】

（1）桡骨骨膜反射：医师左手托住被检者腕部，并使腕关节自然下垂，右手用叩诊锤轻叩桡骨茎突，正常反应为肱桡肌收缩，屈肘、前臂旋前。反射中枢在颈髓 5~6 节。

（2）凯尔尼格征：被检者仰卧，一腿伸直，检查者将另一下肢屈髋、屈膝成直角，然后将其小腿抬高伸膝，正常人膝关节可伸 135°以上。如伸膝受限，达不到 135°，且伴有疼痛及屈肌痉挛为阳性。

第二部分 西医操作

考查无菌操作、心肺复苏术等常用西医基本操作技能。每份试卷 1 题,每题 10 分,共 10 分。

1. 演示戴无菌手套的操作方法。

【参考答案】

(1) 操作前准备：着装符合要求；戴好口罩、帽子；完成外科手消毒；查看无菌手套类型、号码是否合适，以及无菌有效期。

(2) 操作步骤与方法：①选取合适的操作空间，确保戴无菌手套过程中不会因为手套放置不当或空间不足而发生污染事件。②撕开无菌手套外包装，取出内包装平放在操作台上。③一手捏住两只手套翻折部分，提出手套，适当调整使两只手套拇指相对并对齐。④右手（或左手）手指并拢插入对应的手套内，然后适当张开手指伸入对应的指套内，再用戴好手套的右手（或左手）的 2~5 指插入左手（或右手）手套的翻折部内，用相同的方法将左手（或右手）插入手套内，并使各手指到位。⑤分别将手套翻折部分翻回盖住手术衣袖口。⑥在手术或操作开始前，应将双手举于胸前，严禁碰触任何物品而发生污染事件。

2. 演示有创伤口换药的操作方法。

【参考答案】

(1) 操作前准备：清洗双手，戴好帽子、口罩；核对患者信息等；告知操作目的，取得配合；准备换药物品；特殊伤口可事先查验伤口。

(2) 操作步骤与方法：①根据病情及换药需要，给患者取恰当的体位，伤口暴露充分，采光良好等。②将一次性换药包打开，并将其他换药物品合理地放置在医用推车上，再一次查验物品是否齐全、能用且够用。③操作开始，先用手取下外层敷料（勿用镊子），再用1把镊子取下内层敷料。揭除内层敷料应轻巧，一般应沿伤口长轴方向揭除；若内层敷料粘连在创面上，则不可硬揭，可用生理盐水棉球浸湿后稍等片刻再揭去，以免伤及创面引起出血。④双手执镊，右手镊接触伤口，左手镊子保持无菌，从换药碗中夹取无菌物品传递给右手镊子，两镊不可碰触。⑤如为无感染伤口，用0.75%碘伏或2.5%碘酊消毒，由伤口中心向外侧消毒伤口及周围皮肤，涂擦时沿切口方向单向涂擦，范围半径距切口3～5cm，连续擦拭2～3遍。如用2.5%碘酊消毒，待碘酊干后再用70%酒精涂擦2～3遍脱碘。⑥如为感染伤口，擦拭消毒时应从外周向感染伤口部位处。⑦伤口分泌物较多且创面较深时，先用干棉球及生理盐水棉球清除分泌物，然后按感染伤口方法消毒。⑧消毒完毕，一般创面用消毒凡士林纱布覆盖，污染伤口或易出血伤口根据需要放置引流纱条。⑨用无菌纱布覆盖伤口，覆盖范围应超过伤口边缘3cm以上，一般8～10层纱布，医用胶带固定，贴胶带的方向应与肢体或躯干长轴垂直。

3. 演示手术区皮肤消毒的操作方法。

【参考答案】

(1) 操作前准备：做好手术前皮肤准备；基础着装符合要求；戴好帽子、口罩；完成外科手消毒；核对患者信息等；准备消毒器具及消毒剂。

(2) 操作步骤与方法：①将无菌纱布或消毒大棉球用消毒剂彻底浸透，用卵圆钳夹住消毒纱布或大棉球，由手术切口中心向四周稍用力涂擦，涂擦某一部位时方向保持一致，严禁做往返涂擦动作。消毒范围应包括手术切口周围半径15cm的区域，并应根据手术可能发生的变化适当扩大范围。②重复涂擦3遍，第2、第3遍涂擦的范围均不能超出上一遍的范围。③如为感染伤口或会阴、肛门等污染处手术，则应从外周向感染伤口或会阴、肛门处涂擦。④使用过的消毒纱布或大棉球应按手术室要求处置。

4. 演示防污染区脱非一次性隔离衣的操作方法。

【参考答案】

①解开腰带,在前面打一活结收起腰带。②脱下一次性手套,掷于指定容器内。③分别解开衣领处、后背部系带,抓起衣袖分别将衣袖拉下,然后脱下隔离衣。④左手抓住隔离衣衣领,右手将隔离衣两边对齐内面向外翻折,确保隔离衣清洁面(正面)完全被内面包裹住,防止发生清洁面污染用夹子夹住衣领,挂在指定的安全位置。

5. 演示气囊 – 面罩简易呼吸器的使用方法。

【参考答案】

(1) 操作前准备：检查气囊-面罩简易呼吸器各装置是否无破损，单向活瓣工作正常，管道通畅。

(2) 操作步骤与方法：①简易呼吸器连接氧气，氧流量 8~10L/min。②患者取去枕仰卧位，清除口腔分泌物，摘除假牙，头后仰打开气道。③施救者站在患者头顶处或头部一侧，一手托起患者下颌，使患者头后仰以打开气道，将面罩尖端向上罩在患者的口鼻部。④一手以"CE"手法固定面罩（C 法——拇指和食指将面罩紧扣于患者口鼻部，固定面罩，保持面罩密闭无漏气；E 法——中指、无名指和小指放在患者下颌角处，向前上托起下颌保持气道通畅），另一手用拇指与其余四指的对应力挤压简易呼吸器气囊，每次挤压时间大于 1 秒，单次通气量成人为 500~600mL，频率为 12~16 次/分，按压和放松气囊的时间比为 1:(1.5~2)。

6. 演示胸外按压的操作方法。

【参考答案】

①按压部位：胸骨中下 1/3 处（少年、儿童及成年男性可直接取两侧乳头连线的中点）。②按压方法：左手掌根部放置在按压点上紧贴患者的胸部皮肤，手指翘起脱离患者胸部皮肤。将右手掌跟重叠在左手掌根背部，手指紧扣向左手的掌心部，上半身稍向前倾，双侧肘关节伸直，双肩连线位于患者的正上方，保持前臂与患者胸骨垂直，用上半身的力量垂直向下用力按压，然后放松使胸廓充分弹起。放松时掌根不脱离患者胸部皮肤，按压与放松的时间比为 1∶1。③按压要求：成人按压时使胸骨下陷 5~6cm，按压频率为 100~120 次/分。连续按压 30 次后给予 2 次人工呼吸。有多位施救者分工实施心肺复苏术时，每 2 分钟或 5 个周期后，可互换角色，保证按压质量。

7. 演示胸腰椎损伤的搬运方法。

【参考答案】

(1) 操作前准备：了解受伤过程，查看现场安全性；评估伤者生命征；准备担架、固定带、颈托等；没有专用搬运器材时可就地取材。

(2) 操作步骤与方法

1) 搬运前的现场急救处理：①确定有胸腰椎损伤后，应进一步判断有无颅脑损伤、内脏损伤及肢体骨折等，如果发现伤处，应进行恰当的现场处理，再行搬运。②实施现场处理及搬运过程中，如伤者发生心脏呼吸骤停，应停止搬运，立即实施心肺复苏术。

2) 胸腰椎损伤的搬运：①在搬动时，尽可能减少不必要的活动，以免引起或加重脊髓损伤。②搬运一般需要由三人或四人共同完成，可求助于现场的成年目击者。进行搬运时一人蹲在伤者的头顶侧，负责托下颌和枕部，并沿脊柱纵轴略加牵引力，使颈部保持中立位，与躯干长轴呈一条直线，其他三人分别蹲在伤者的右侧胸部、右侧腰臀部及右下肢旁，由头侧的搬运者发出口令，四人动作协调一致并保持脊柱平直，将伤者平抬平放至硬质担架（或木板）上。③分别在胸部、腰部及下肢处用固定带将伤者捆绑在硬质担架（或木板）上，保持脊柱伸直位。

第三部分 西医临床答辩（含辅助检查结果判读分析）

一、西医临床答辩

考查西医相关疾病的病因、症状、体征、诊断、治疗等方面的内容。本类考题与辅助检查结果判读分析考题 2 选 1 抽题作答，每份试卷 1 题，每题 5 分，共 5 分。

1. 叙述支气管哮喘的临床表现。

【参考答案】

(1) 症状：①发作性伴有哮鸣音的呼气性呼吸困难或发作性胸闷和咳嗽，严重者被迫采取坐位或呈端坐呼吸，甚至出现发绀、汗出、干咳等，缓解前常咳大量白色泡沫痰；②哮喘症状可在数分钟内发作，经数小时至数天，经用支气管舒张剂治疗或自行缓解；③有时顽固性咳嗽可为唯一症状；④在夜间及凌晨发作和加重常是哮喘的特征之一；⑤发作前有鼻痒、喷嚏、流涕、胸闷。

(2) 体征：发作时胸部呈过度充气状态，哮喘严重发作时可有"三凹征"，肺部有广泛的哮鸣音，呼气音延长。但在轻度哮喘或哮喘严重发作时，哮鸣音可不出现。心率增快、奇脉、胸腹反常运动和发绀常出现在严重哮喘患者中。

2. 叙述急性左心衰竭的治疗原则。

【参考答案】

①降低左房压和（或）左室充盈压；②增加左室心搏量；③减少循环血量；④减少肺泡内液体渗入，保证气体交换。

3. 叙述心绞痛的分型。

【参考答案】

①稳定型心绞痛（稳定型劳力性心绞痛）。②不稳定型心绞痛：初发劳力型心绞痛、恶化劳力型心绞痛、静息心绞痛、梗死后心绞痛、变异型心绞痛。

4. 叙述急性心肌梗死的并发症。

【参考答案】
①乳头肌功能不全或断裂;②心脏破裂;③栓塞;④心室壁瘤;⑤心肌梗死后综合征。

5. 叙述类风湿关节炎的临床表现。

【参考答案】

类风湿关节炎临床特点多以缓慢、隐袭方式发病。受累关节以腕关节、掌指关节和近端指间关节最常见，其次为足、膝、踝、肘、肩、颈、颞颌及髋关节。关节表现：①晨僵；②疼痛与压痛；③肿胀；④关节畸形；⑤关节功能障碍。关节外表现：①类风湿结节；②类风湿血管炎；③肺，多伴咳嗽、气短等症，并有 X 线异常改变。④心脏，可伴心包炎、心肌炎和心膜炎。⑤神经系统，脑脊髓实质及周围神经病变，脊髓、脊神经根及椎动脉受压引起的症状、体征。⑥其他，如发热、乏力、贫血等。

6. 叙述糖尿病胰岛素治疗的适应证。

【参考答案】

①T_1DM 替代治疗；②T_2DM 患者经饮食及口服降糖药治疗未获得良好控制；③T_2DM 糖尿病无明显诱因出现体重显著下降者，应该尽早使用胰岛素治疗；④新诊断的 T_2DM，GHbA1c>9% 或空腹血糖>11.1mmol/L，首选胰岛素治疗；⑤糖尿病酮症酸中毒、高血糖高渗压综合征和乳酸性酸中毒伴高血糖者；⑥各种严重的糖尿病其他急性或慢性并发症；⑦糖尿病手术、妊娠和分娩；⑧某些特殊类型糖尿病。

7. 叙述缺铁性贫血口服铁剂的注意事项。

【参考答案】

口服铁剂要先从小剂量开始，渐达足量。进餐时或饭后吞服，可减少恶心、呕吐、上腹部不适等胃肠道不良反应。口服铁剂有效者 3~4 天后网织红细胞开始升高，1 周后血红蛋白开始上升，一般 2 个月可恢复正常。贫血纠正后仍要继续治疗 3~6 个月以补充体内应有的贮存铁。

8. 叙述颈椎病的诊断要点。

【参考答案】

①有慢性劳损或外伤史，或有颈椎先天性畸形、颈椎退行性病变，多发于40岁以上的中年人、长期低头工作者，往往呈慢性发病；②颈、肩背疼痛，头痛头晕，颈部板硬，上肢麻木；③颈部活动受限，病变颈椎棘突、患侧肩胛骨内上角常有压痛，可摸到条索状硬块，可有上肢肌力减弱和肌肉萎缩；④臂丛牵拉试验阳性，颈椎间孔挤压试验阳性；⑤X线正位摄片显示钩椎关节增生，张口位可有齿状突偏歪；侧位片显示颈椎曲度变直，椎间隙变窄，有骨质增生或钙化；斜位片可见椎间孔变小等改变，CT和MRI检查可进行定性、定位诊断。

二、辅助检查结果判读分析

◆心电图

考查西医诊断学中心电图内容（看图作答）。本类考题与西医临床答辩考题 2 选 1 抽题作答，每份试卷 1 题，每题 5 分，共 5 分。

1. 患者，男，60岁。心脏病史10年，突发心悸、胸闷6小时。心电图表现如下，请做出诊断。

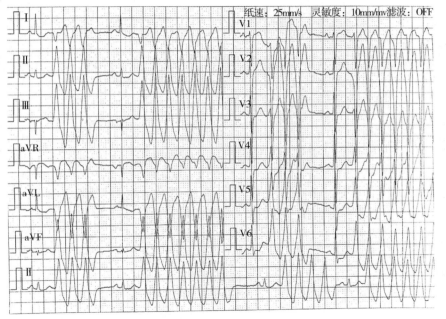

【参考答案】
室性心动过速。

2. 患者,女,55岁。急性胸痛6小时。心电图表现如下,请做出诊断。

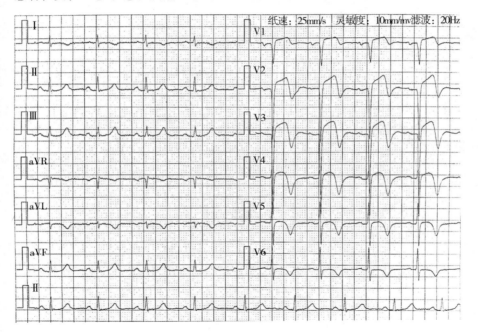

【参考答案】
急性前壁心肌梗死。

3. 患者，男，18岁。心悸、胸闷反复发作2年，加重1天。心电图表现如下，请做出诊断。

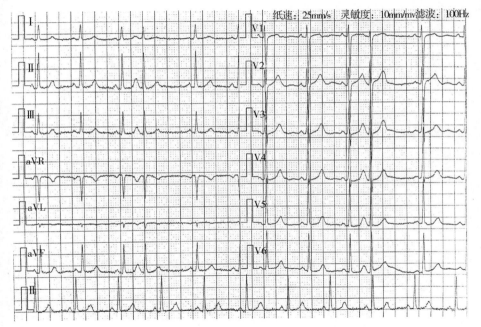

【参考答案】
房性过早搏动。

4. 患者，女，55 岁。心悸、胸闷 2 天。心电图表现如下，请做出诊断。

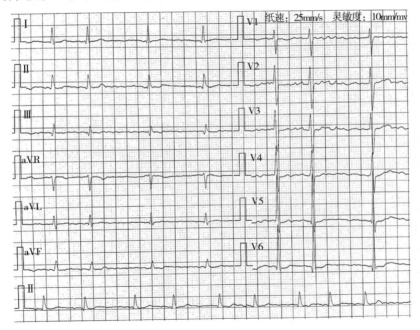

【参考答案】
心房颤动。

5. 患者，男，54岁。心悸、胸闷、胸痛、头晕1天。心电图表现如下，请做出诊断。

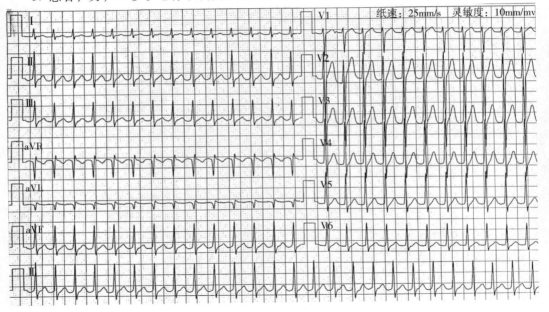

【参考答案】
阵发性室上性心动过速。

◆ **普通 X 线片**

考查西医诊断学中影像学内容（看图作答）。本类考题与西医临床答辩考题 2 选 1 抽题作答，每份试卷 1 题，每题 5 分，共 5 分。

1. 患者，男，21岁。寒战高热、咳嗽、胸痛5小时，伴咳铁锈色痰。X线表现如下，请做出诊断。

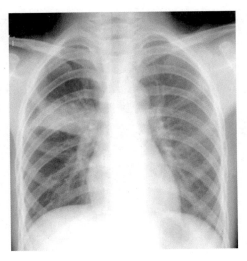

【参考答案】
右肺上叶大叶性肺炎(实变期)。

2. 患者，女，76岁。胸闷伴呼吸困难6天，不能平卧1天。X线表现如下，请做出诊断。

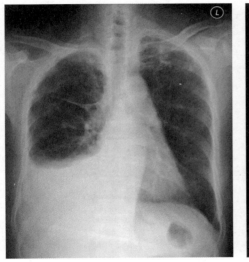
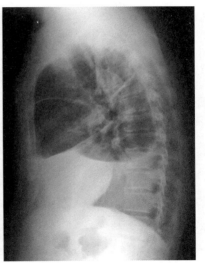

【参考答案】

右侧中等量胸腔积液。

3. 患者，男，24岁。胸闷、气短伴咳嗽5小时。X线表现如下，请做出诊断。

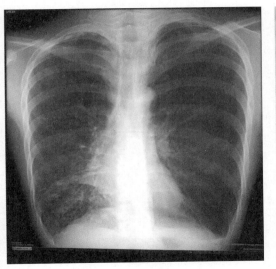
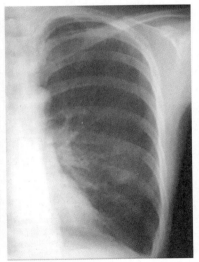

【参考答案】
左侧气胸。

4. 患者，女，21 岁。突发上腹持续性疼痛 7 小时。X 线表现如下，请做出诊断。

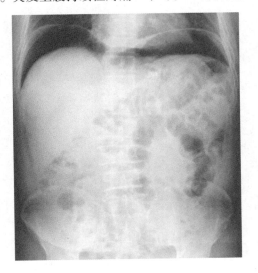

【参考答案】
急性胃肠穿孔。

5. 患者,男,34 岁。车祸受伤 1 小时。X 线表现如下,请做出诊断。

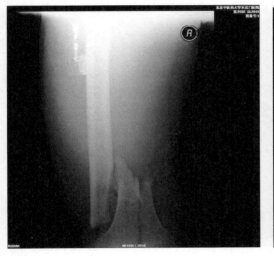
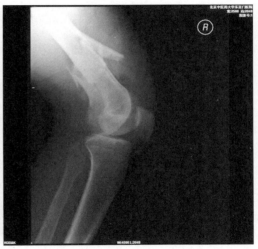

【参考答案】
右股骨远端骨折。

◆ 实验室检查

考查西医诊断学中实验室检查内容。本类考题与西医临床答辩考题 2 选 1 抽题作答，每份试卷 1 题，每题 5 分，共 5 分。

1. 患者男性，28 岁。红细胞计数 $2.8 \times 10^{12}/L$。分析其临床意义。

【参考答案】

男性红细胞计数的参考值为 $(4.0 \sim 5.5) \times 10^{12}/L$。因此，$2.8 \times 10^{12}/L$ 提示红细胞计数减少，见于贫血。贫血可分为三类：①红细胞生成减少，见于造血原料不足（如缺铁性贫血、巨幼细胞贫血），造血功能障碍（如再生障碍性贫血、白血病等），慢性系统性疾病（慢性感染、恶性肿瘤、慢性肾病等）；②红细胞破坏过多，见于各种溶血性贫血；③失血，如各种失血性贫血。

2. 患者男性，39 岁。血清甲胎蛋白 196μg/L。分析其临床意义。

【参考答案】

甲胎蛋白的参考值：$<20\mu g/L$。因此，$196\mu g/L$ 提示甲胎蛋白升高。见于：①原发性肝癌；②病毒性肝炎、肝硬化；③其他，如生殖腺胚胎性肿瘤、胃癌、胰腺癌等。

3. 患者男性，50 岁。丙氨酸氨基转移酶 145U/L。分析其临床意义。

【参考答案】

ALT 的参考值：10~40U/L。因此，145U/L 提示 ALT 升高。见于：①肝脏疾病：急性病毒性肝炎；慢性病毒性肝炎；肝内、外胆汁淤积；酒精性肝病、药物性肝炎、脂肪肝、肝癌等。②其他疾病：骨骼肌疾病、肺梗死、肾梗死等。

4. 患者男性，35 岁。红细胞沉降率（ESR）80mm/h。分析其临床意义。

【参考答案】

成年男性红细胞沉降率（ESR）参考值为 0~15mm/h。80mm/h 提示红细胞沉降率（ESR）增快。见于：①各种炎症，如细菌性急性炎症、风湿热和结核病活动期；②损伤及坏死，如急性心肌梗死、严重创伤、骨折等；③恶性肿瘤；④各种原因导致的高球蛋白血症，如多发性骨髓瘤、感染性心内膜炎、系统性红斑狼疮、肾炎、肝硬化等；⑤贫血。